百寿越えへの招待状

若々しく美しく老いる　スーパー・エルダー・ライフ

医学博士
林　義夫

文芸社

まえがき

平成元年十月十八日、本書の濫觴《らんしょう》となる老人保健施設「愛里苑」が生まれ、そこには健康講座の礎《いしずえ》となる三〇〇人収容の多目的大ホールが付設されました。

奇しくも同年十二月、国は高齢者対策としてゴールドプランを策定。数年後、新ゴールドプランが追加策定され、高齢者への取り組みも軌道に乗ってきた平成十二年、我が国でも初めて公的介護保険がスタートし、少子高齢化社会の中で高齢者への対応は飛躍的に向上したのでした。

しかし、そこに至るまで世の高齢者には極めて苛酷とも言える暗黒時代が続いたことを、昨日のことのように思い出します。

私は当時、実兄を老人病院で見送って、高齢者医療についてあまりにも多くの課題を、ひしひしと実感したものでした。

もともと産婦人科医として半生を捧げ、新しい生命の誕生というその仕事に、こよなく喜びを感じていた半生でした。しかし、この一事を契機として、あまりにも未開の老齢者医療福祉分野に目を向けざるを得なくなりまして、それにのめりこんで以来一五年「死に連なる出生、生育→加齢→老化→死」の数多くの事例に接し、その中で「〝よく生きる〟ことこそ、〝よく死ぬ〟こと」ではないか……と単純とも思える解答を得たのです。

それが本書に盛られた、健やかに老いるための種々の工夫であり、「健やかに長寿を送り、加齢百歳を超えて一〇日患ったら、潔く死にましょう」ということなのです。
それを私は長いこと「一〇〇の一〇」のキャッチフレーズとして繰り返し申し上げてきています。

ある地域で見た風景です。ご老人たちが鍬や鎌を携え、あるいは背負《しょ》い籠を背負って、かくしゃくとして畑仕事や山仕事に出かけていました。そしてそれらご老人方が八十歳から九十歳と知るに及んで、私はすぐに、「老人には山と坂を与えよ」という古くからの伝承を思い浮かべ、〝なるほど〟と納得した次第でした。それは今もなお、地域的なライフスタイルとしてとても有意義です。

そしてここ数年、日本における〝センチネリアン〟百歳長寿者が年およそ三〇〇〇人ずつ増え続け、昨年は一万八〇〇〇人に達したとのことです。
とても素晴らしいことです。しかもその百歳長寿者が従来と少しずつ様変わりしています。従来のその多くは寝たきり老人でしたが、ここのところ、自立している方が男女とも三〇～五〇％近く認められるようになったのです。さらに今まで長寿者の比率は女性が大半を占めていましたが、男性の長寿者も増えてきています。

従来の百歳長寿者と言えば、「世の各界にわたって、生涯現役として優れたお仕事をされている方」が散見されてきました。ようするに〝傑出人〟である……と。

それが、二〇〇二年の百歳長寿者に関する統計・報告を見ても、もはや特別なことではなくなったことが確認できるのです。

それはごく普通の、我々と同様の、市民の中に自立している百歳長寿者が登場し始めた、ということです。

しかしながら、その人たちには気質的な部分に共通点と言ってもいい特長があります。

それは、

①自分で決めたことはやり抜く
②他人の意見はあまり気にしない
③細かな所に気を使う神経質なところがある
④社交的でよく笑う
⑤今までの自分の生き方に自信がある

などです。

人それぞれですが、生まれつきの性格や気質で、生き方、暮らし方が異なります。でも、健康長寿者の生き方を参考にすることも大切です。

私は、平成二年から月一回ずつ毎回、一五〇〜二〇〇人の中・高齢者を対象としての「健康講座」

を続けてきて一四年が経ち、倦《う》まず弛《たゆ》まず一四〇〇回を数えました。聴講者の延べ人数は二万七〇〇〇余となりました。

「食事・運動・睡眠・ストレスの防止と解消・日常生活のポジティブ思考」などを柱に自立健康への取り組みを説いてきたのです。

「一〇〇の一〇に連なるその動機づけ」を繰り返してきました。

本書はそのエキスを抜粋し、よりやさしく解説を加えたものです。

ご自分の健康状態と照らし合わせ、自立健康へのヒントにして頂ければ幸いです。

百寿越えへの招待状

目次

Ⅱ　更年期の仕組みを知りましょう

Ⅲ　スーパー・エルダーへの心得

スローフードの勧め

DHAとEPA効果

V　百寿越えの免許証《ライセンス》

生活習慣病の実際

Ⅵ　百寿越えへの招待状です

Ⅰ　長寿への関所を突破しましょう

生活習慣病とは

今日では、いろいろな疾病が生活習慣によって引き起こされることが分かってきています。生活習慣病は今さら解説の必要もないほど一般的なものになっていると思います。改めて言えば、読んで字の如しで、毎日の暮らし方によって生じる病気です。大きな要因は次の五つです。

①食習慣（偏食・過食）
②運動不足
③ストレス
④飲酒（飲み過ぎ）
⑤喫煙

生活習慣病は、毎日同じように暮らしている家族全員の病気と言えます。それによって起こる疾患としては、

①**高脂血症――高コレステロール血症・高中性脂肪血症**
②**糖尿病**
③**高血圧症**
などです。これらが長期間に続くことによって引き起こされる疾患は、脳梗塞、脳卒中、心疾患、心筋梗塞、肝障害や腎障害、そして悪性腫瘍もまたそれに入ります。言うなればこれらの病気は、自分自身でつくり出していることになるのです。

そして、肥満や骨《こつ》粗《そ》鬆《しょう》症《しょう》もまた生活習慣病に入ります。

その多くは、自覚症状が出にくいため、知らず知らずに病気が進むのです。

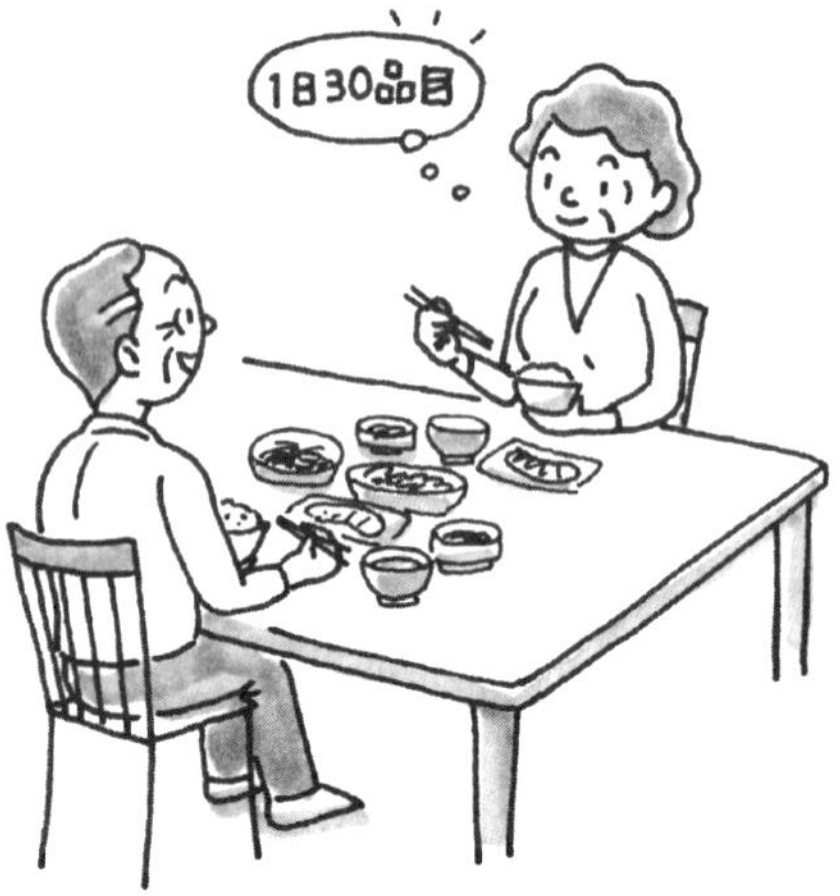

すなわち動脈硬化や心疾患の原因にもなるのに、それらはサイレントキラー（姿なき殺人者）と言う如くで、この悪習慣を長期間続けると、やがて慢性疾患の結果として、死に連なることになるのです。
したがって、その予防は食事習慣の改善による食養生と運動です。習慣とは毎日毎日のことですので、その改善にはとりたてて努力しなくても続けられることが大切です。
そのために、よく言われる食事では厚生労働省の指導のように一日三〇品目の食材を少しずつ多種類にわたって取ること、運動の基本は一番手っ取り早く、よく歩くことから始めることです。三番目は定期検診です。異常があってもなくとも検診を受け、できれば人間ドックが望ましいところです。

現代社会は糖尿病の温床

生活習慣病の最たるものは糖尿病です。昔は、遺伝以外には見かけられなかったのですが、近年非常に増えてきています。

グルメ、飽食の時代です。一〇人に一人は気がつくと糖尿病となっていると言っても過言ではありません。日本という国の単位で考えれば一〇〇〇万以上の人が、自覚のないまま糖尿病になっているわけです。

〈問診①〉

・喉が渇いて水を多飲する
・尿の出が多い
・食べていても痩せてくる
・手足がしびれる

こんな自覚症状があったら、要注意。かかりつけの医者に相談すべきです。

たとえ自覚症状がなくとも、次の点に思い当たる人は、予備軍と考えていいでしょう。

〈問診②〉

・多食の人
・脂身の多い肉食で野菜の少ない人
・運動不足の人
・ストレスの多い職業や立場の人
・アルコールやタバコなど嗜好品の多い人

一つでも該当するようであれば、是非医者に相談して下さい。血糖を調べてもらって、空腹時や食後血糖の基準にあっているかどうかを知ることが大切です。

糖尿病は、浮腫《むくみ》が起きてから気がつくと、すでに腎障害を起こしていることもあります。合併症としては、網目症といって失明や、足の壊疽《えそ》が起こったりします。早期発見、早期改善がベストであることは言うまでもありません。

中・高齢者ではⅡ型糖尿病と言いますが、生活習慣が原因となることは同様です。意識して生活を改善すべきです。

・食事を規則正しくする
・ストレスを減らす
・多食したら運動をする

運動は毎日続けられる軽いものがいいと思います。手軽に取り組めるウォーキング、散歩をお勧めします。それ以外にも日常生活の中で、仕事や家事……何かをしながら必ず手足身体を動かす工夫も大切です。例えばいつもエレベーターを使っているのなら、階段に変えてみるとか、ちょっとした工夫で、仕事をしながら、健康維持のための運動ができるわけです。

私はこれを長野茂氏の言う「ながら運動」と呼んで、事あるごとに中・高齢者の方にお勧めしています。運動不足を端的に表現する方法として、国内の車両台数の増加と比例して、糖尿病者数が増加しているという見方もあります。車社会が運動不足を大きく助長している原因なのです。

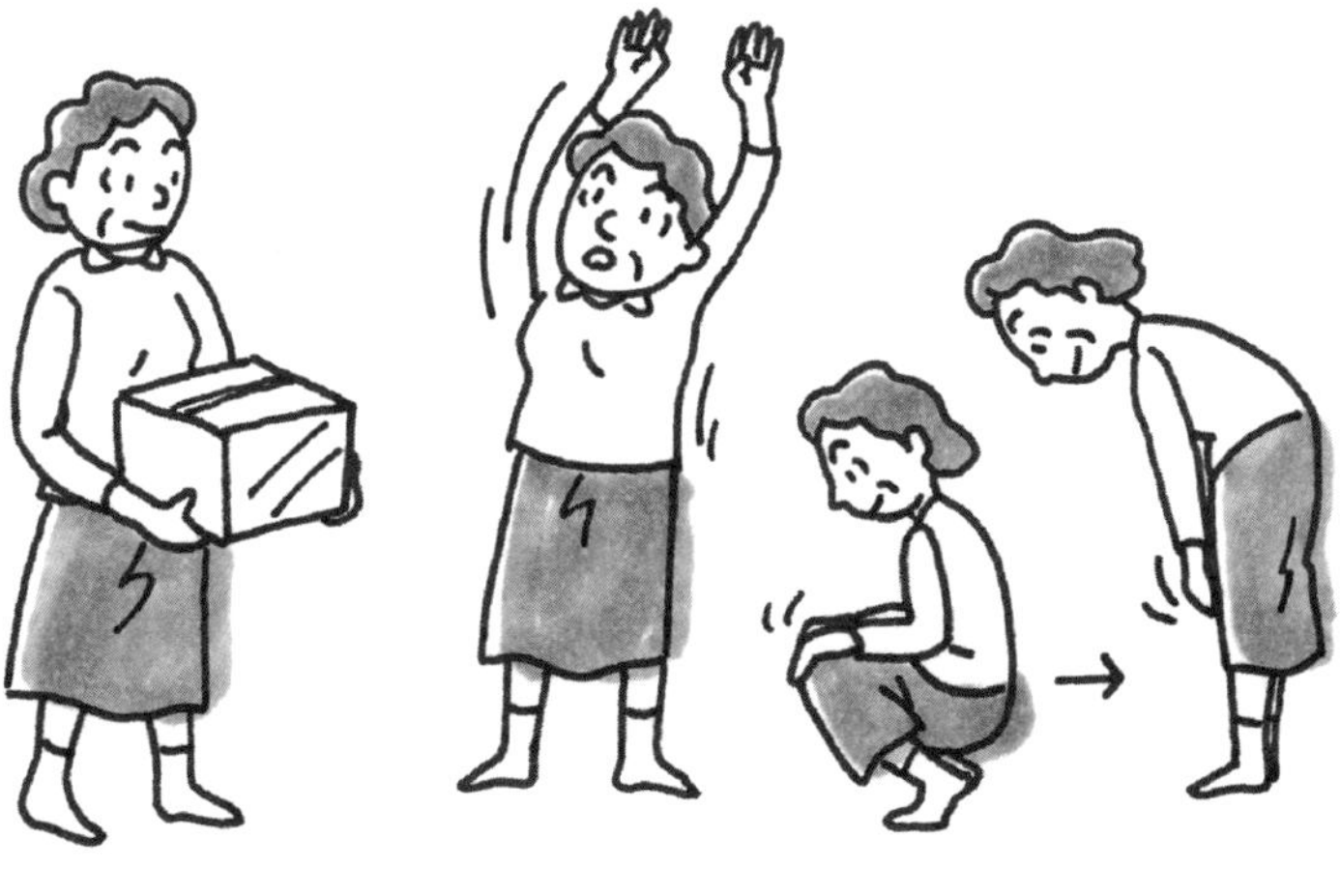

肥満大敵

［食事—運動＝？］

「なんだか知らないうちに太っちゃって……」

女性の多くは中年以降になると、こんなつぶやきをもらします。お茶を飲み、お煎餅でもかじりながらの〝嘆き節〟です。

更年期を過ぎると、どうしてもお腹回りに脂肪がつくものです。

「この頃は水を飲んでも太るのよ」

こんなフレーズもよく耳にします。

しかし、ちょっと待って下さい。水はそれこそ〝ノンカロリー〟ですから、それは現実的にはあり得ない話なのです。

やはり太るということは栄養（食事）の出入（プラスより引くマイナス）の多寡からいうとバランスが取れていないということです。出が少なく（運動が少なく）、入りが多い（食事量が多い）という単純な計算が成り立ちます。

思い起こして下さい。毎日の生活の中で、悪い習慣はないでしょうか？

知らず知らずのうち、何かを口に入れてしまっているようなことはありませんか？

「寝る前にちょっと口寂しくなって」

と言いながら、カップラーメンなど食べてしまった……だとすれば、一日四食みたいなものです。

そして口を動かしながら、すぐ寝てしまうというようなことをしていませんか？

私たちの目的の「生き生きとして、華麗なスーパー・エルダーを送る」ためにも、そして「百歳を超えて生き抜くため」にも、何よりも長年の課題の生活習慣病を予防して、もしも今、それを持っていたとしたら治療していくことが大切です。

［死の四重奏］

①高中性脂肪症

②喫煙

③高血圧症

④肥満

これらは糖尿病、動脈硬化、さらには心筋梗塞、脳梗塞（脳溢血・脳卒中）へとつながる危険因子で、「死の四重奏」と言われています。

大変なリスクファクター（危険因子）であることは是非もありません。

もし、その上に飲酒をしているのでしたら、それに輪をかけてしまいます。お酒は少量とし（男性は一日一合以内、女性はその二分の一）多飲していたらすぐにでも止めて頂きたいところです。これは脅しでも何でもなく、これだけリスクが集まれば、終着点は間違いなく、早くやってくるでしょう。

肥満は前述の算式通り、全く余分な脂肪の蓄積で起こります。

ですから、まず自分自身の努力次第でそれは防げるのです。

私たちの体は、じっとしていても活動しています。例えば、心臓、呼吸、脳の活動、そして、心臓は血の巡りとしての酸素や栄養を運ぶポンプ作業を繰り返しています。ここでエネルギー（カロリー）が使われることを基礎代謝と言います。生命維持、生活機能に必要なエネルギーです。

それは自分の生命維持のための生活機能のために必要なことなのです。

そしてこの調節役となっているのが、ホルモン、自律神経です。

交感神経＝起きているときは主として敵と戦うための身体の働きをつくる。

副交感神経＝休息時、夜寝ている時など、リラックスさせる。

その両者のバランスがあって初めて生命が維持していけるのです。

日夜、この二つの自律神経がうまくバランスを取り、その上で精巣ホルモン（男性の場合）、卵巣ホルモン（女性の場合）、副腎ホルモン、そして大切な血糖を調節する膵臓ホルモン、甲状腺ホルモンなどとの兼ね合いでいろいろの生活機能が男女共バランスよく組み立てられているのです。こうした協調作用によって生命維持作業が行なわれているのですが、それが崩れると自律神経失調症となるのです。

［適正カロリーは？］

よく育ち盛りと言われる、十四〜十五歳位の子どもたちはエネルギー代謝が盛んなので、たくさん食べても太らないのです。

もっともそれにも限度があります。

過日、米国のニューヨークで「ハンバーガーとフレンチフライの食べ過ぎで肥満になった」とマクドナルド社を訴えた娘さんがいました。

「身長一四二センチで体重七七キロの肥満体になったのは、高カロリー食品についての注意の呼びかけ不足が責任だ」

これは世界中に大きな話題を提供しましたが、結果的には「自助努力が足りない」ということで却下されました……。

このように身長に見合った体重の標準を超えると、肥満体になってしまうのです。

では基礎代謝率とは何かをもう一度、分かりやすく解説してみましょう。

基礎代謝率は生命維持に必要な基本となるカロリーで、育ち盛りの時期に最も多く必要とします。そして青年期に入り、壮年期へ向かうにつれ、さほど多量の基礎代謝カロリーは必要としなくなります。

年代が若いほど同化ホルモンが働き、身体の活力を積み上げ、年を取るほど、異化ホルモンが働き、逆に体力を少しずつ減らしていくように作用します。それに身体の仕組みも、そのためのエネルギーの代謝も変わってくるのです。

育ち盛りや働き盛りの二十～三十代、そして四十代でも、一日に適正と思われるカロリーはせいぜい二〇〇〇〜三〇〇〇カロリーだと思います。ランク的には「中等度労作」です。

これが普通のサラリーマンの基準と思って下さい。

それがついつい……。

車通勤や電車の乗物通勤で歩く機会が少なくなる。

アフターファイブにちょっと一杯。お通し、おつまみ、酒、(タバコ)でついつい午前様。仕上げはラーメン。

なんと、たちまち四〇〇〇〜五〇〇〇カロリーくらいの日常摂取量の繰り返しになってしまいます。双方最低値によって算術を試みれば、四〇〇〇−二〇〇〇＝二〇〇〇(＋)ということになってしまいます。あっという間の肥満体質突入です。

働き盛りで過激な労働をしている人、野球、サッカーなどのスポーツ選手は、これには当てはまりません。消費されるカロリーが大きければ、それに見合った食事、栄養が必要となるのは当然のことです。でも、高脂肪食の害や他の要因で、過激な運動も動脈硬化を基因とする致命的な大きな危険があり、突然死する例があります(一四一ページ参照)。

多食による肥満は大きな、いわゆる生活習慣病のリスクファクターとして辿りつく結末ははっきりしています。

[肥満への環境]

現代人は便利な生活に、すっかり慣れてしまったようです。しかし、「肥満になりやすい生活環境を自分でつくっている」という現実を認識すると、大変怖いことになるはずです。

①ほとんどの仕事がデスクワーク
②電話連絡一つにしてもそれぞれ携帯電話で足を動かすことが少ない
③日常生活でも、テレビなどリモコン操作で全てがすむ
④飽食の時代。美味しい物を腹一杯食べてしまう
⑤子どもたちの日常。腕白小僧よりもテレビゲーム。そして塾生活

いかに「身体のためには腹八分目」と分かっていても、ついつい食欲が先になってしまうことが多いのではないでしょうか。

その昔は食物探しに追われ、そのために走り回り、身体を使いました。誰でも、脳に飢餓遺伝子を持っていて、節約遺伝子とともにそれらは食欲を調節し、満腹中枢を刺激してきたのです。それが現代の飽食時代では飽食遺伝子の独壇場となっていると考えられるのです。……でありながら、電化製品の普及で体を動かさずに用が足りてしまうことが多いのです。

ともかく、座って足を使うことの少ない日常生活となっているわけです。

「エコノミークラス症候群」という言葉をご存知だと思います。

国際線のような長時間長距離旅行で、帰国して空港に着いた途端、心臓麻痺などを起こし、死に至ってしまう、というものです。

身動きしにくい狭い座席に長時間座っているとさまざまな血行障害が現われます。これに水分が不足すると、下肢に浮腫、血栓性静脈炎などのため、血液凝固能の不全を起こします。そしてこの血栓がとんで、循環器不全となり、楽しいはずの旅行が〝死のゴール〟となってしまうのです。

原因は運動不足ですから、狭い機内を有効に使って体を動かすことです。

時々、座席より立って歩く、背伸びをする、水分を補給するなどを心掛ければ怖い病気は防げるはずです。

長時間座り続けていることが血行障害を起こし、大きなトラブルにつながる「エコノミークラス症候群」は何も飛行機の中だけの問題ではないのです、
日常生活の中でも十分に起こり得ることは前述の通りです。

生活上の一つの運動とまで言わなくとも、身体にプラスとなるエクササイズを取り入れることをお勧めします。エクササイズと書きましたが、わざわざジムに行って、プログラムを組むという意味ではありません。これも工夫と考え方です。

①こまめに動く

②荷物の持ち運びを積極的に行なう

これは知らず知らずのうちに、屈伸運動などのストレッチなどになっているでしょう。

手、指、足、腰が複合的に使われます。筋力運動を繰り返し行なうことによって、しなやかさも増強させるでしょう。

荷物を持って移動することは自然に体のバランスを養うことにもなり、中・高齢者では起こり得る転倒骨折の危険を防ぐ防禦力を身につけることにつながるのです。

［肥満対策］

まずは余分なカロリーを取らないことです。昔から言われているように、〝腹八分目〟の食事を心掛けることです。何度も言っていることですが、余分なエネルギーは脂肪として溜め込まれてしまいます。

では脂肪分の多い食事を避けるようにすればいいか？　というと、それだけでは不完全なのです。脂肪分の多い副食を減らしても、その分、ご飯を多く取ってしまえば、結果は似たり寄ったりになります。澱粉質も脂肪に変えて蓄えられることになるのです。

やはり、バランスの取れた食事で、量は「腹八分目」がベストです。

そして運動です。運動不足が全ての原因になっていますので、まず適度な運動から始めて下さい。慣れてきたら、

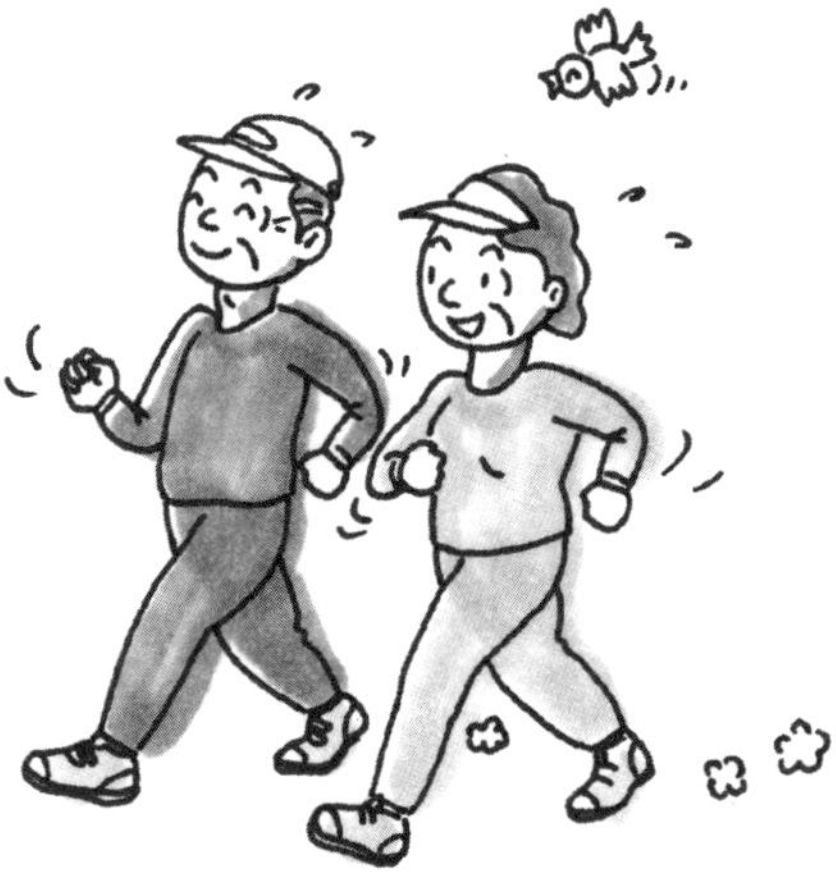

最も効果的なウォーキング

週三回はやや強めに……。

ウォーキングが手っ取り早く、足腰を使ってバランス感覚を整え、養うには優れた運動です。「強め」の目安としては、一回に三〇分以上、少なくとも八〇〇〇歩、できれば一万歩にトライして頂きたいと思います。

「では明日から」

ではなく、今日からすぐに始めましょう。「明日から」にすれば、また「明日から」でなかなか実行に移されないことがあります。思い立ったが吉日です。

今日は一〇分、明日は二〇分、翌日は三〇分……というように延ばしていきましょう。何よりも続けることが大切です。努力しましょう。

［肥満からいつしか動脈硬化へ］

脂肪細胞からはレプチンという肥満と関連する物質が出てきます。これが動脈硬化の元となるコレステロールを作るのです。単に太っているだけ、という油断は禁物なのです。

そして、その産生のポイントとなるのが腹囲（お腹回り）のサイズと形です。

内臓脂肪による肥満がリンゴ型か洋ナシ型かで肥満の持つ意味が違ってきます。リンゴ型の腹囲では男性は八五センチ、女性九〇センチ以上が内臓脂肪蓄積の一つの目安となり、コレステロールなどの動脈硬化への悪影響が懸念されます。これが簡単な「肥満の目安」とお考え下さい。

以上が日本人の体格から見た隠れ肥満を含めた一つの肥満の基準（分かれ目）です。是非ご活用下さい。

【ＢＭＩ】

身長、体重から判定する肥満度ＢＭＩ（体格係数）では、日本人の標準係数は二二くらいが正常とされています。それが二五以上となると肥満とされています。

〈ＢＭＩ＝体重÷身長をメートルにした数字の二乗〉

簡単に算出できますので、是非、ご自分の係数を知り〝ベスト体重〟を認識しておいて下さい。

若い女性の場合はダイエット志向にとりつかれやすく、痩せ過ぎの傾向も見られます。こちらも貧血や骨密度の点で問題を生じるのです。また、あまり痩せ過ぎは生理不順となり、女性ホルモンの産生不足となります。

肥満を避けるには日常的には三食を規則正しく取ることですが、これが意外に難しいこともあります。

経済不況によるリストラ、デフレ不安……などなどで、ストレスが溜まり、心身症になりやすい社会環境でもあります。気分が落ち込めば食欲も落ちます。また、その反動でやけ食い、やけ酒と暴走し、気がつかないうちに過食になることもあるかもしれません。心身症では「気晴らし食い」という別称もあるくらいです。

「三食を規則正しく」を励行するためには、独自の気分転換、リフレッシュのための工夫も重要な要素となりそうです。

いつも明るく前向きの気持ちで暮らせるように、つとめて努力致しましょう!!

例えば、目の前に水が半分入ったコップがあるとします。皆さんはどうお感じになるでしょう。

①もう半分しか残っていない

②まだ半分も残っている

人それぞれ感じ方が違うと思いますが、「①」と感じた人は少々ネガティブ思考（マイナス思考）です。「②」はポジティブ思考（プラス思考）です。

これが人生に対する考え方の一つの分かれ目と考えて下さい。

皆さんどうぞ「②」の考え方で前向きに明るく取り組みましょう。

循環器病について

［動脈硬化とは］

人は血管とともに老いると言われます。

血管は川の流れと同じように、本流から支流へ、そして細かい小川から水源地までさかのぼると、血管も大血管→小血管→毛細血管まで枝分かれして、大切な各臓器の組織細胞ごとに、栄養と酸素を運んでいます（これが循環系と言われます）。これが赤い血（酸素の多い）動脈系です。

動脈は肺呼吸で浄化された酸素を一杯にした新鮮な血を運びます。心臓のポンプ作用でそれぞれの臓器と末梢まで酸素と栄養分をいきわたらせます。その帰りには各細胞や臓器の疲労物質や酸素が使われたあと、炭酸ガスを含んだ静脈血として心臓に運び込み、再び肺静脈から肺に流れ込み、新しい酸素をもらって新鮮血として再び動脈へ流されます。

……動脈の血流は、生命の根源と言っていいでしょう。

動脈硬化とは、この大切な血液を運ぶ血管が錆び付いたり、血管壁が硬くなったり、弱くなったりして、血の流れが正常ではなくなる状態を言います。時として血管が詰まり（血栓・梗塞）、あるいは血管壁が故障して（動脈瘤・動脈解離・破裂）、まさに致命的な結果につながることさえあります。

動脈硬化を起こす原因として、大きく次の二つを挙げることができます。

①高血圧＝血管壁が硬くなって血の流れへの抵抗が高まる

②高コレステロール血症・高脂血症＝血液がネバネバして血の流れがスムーズにいかなくなる

〈①──改善策〉

高血圧を防ぐための塩分の制限。摂取脂質の改善や運動療法。各種の良い降圧剤が出ています。

〈②―改善策〉

食事の質の選択（一二〇ページ参照）。運動療法によって肥満や糖尿病を防ぐ。

現在では、動脈硬化は多くの複雑な因子が重なって起こることが知られています。改めて喫煙の害やアルコールの過量の取り過ぎを認識しましょう。

現在は生活習慣病と言われる高血圧症、糖尿病、高脂血症などの病名が、目から耳からたくさんの情報として伝えられています。

そして、血圧も適正な血圧の標準が示されたり、またコレステロール値も「善玉コレステロール値」や「悪玉コレステロール値」として一般的になりました。しかし、数値を聞いても、自分がどの位置にいるか、すぐには理解できないのではないでしょうか。中性脂肪（トリグリセライド）についても同じことが言えるでしょう。

しかし、最近ではこうした数値もさることながら、血液の成分・質についての情報もたくさん流れるようになりました。「サラサラの血液にするための」といった分かりやすい表現で、コレステロールや中性脂肪を減らす食事や食材まで数多くの情報が示されています。

また、医学の進歩は動脈硬化のもう一つの大きな起因を突き止めました。

それは直接的に血管壁の内皮細胞に働いて、悪玉コレステロールを食べて処置するマクロファージという掃除係です。これがやがてプラーグという血栓の元になって局所的に言わば錆びを生じさせ、粥状《しゅくじょう》動脈硬化性変化をつくる……。

さらにこの頃の新しい考え方では、慢性的に続く（持続する）炎症（ウイルスやクラミジアなど）、お年寄りによくある慢性の歯周病や風邪、胃潰瘍、胃炎のピロリ菌などにも、血管内皮細胞にある種の炎症性変化を起こして動脈硬化を進めるという、全く新しい考え方があります。いずれにしても近年の医学の進歩は、この難病も克服してくれることを期待したいものですが、それらはそれとして私たちは自分で自立できる取り組みを日常的に行ないましょう。歯周病を含めて、最も身近な慢性疾患を持ち越さないことです。

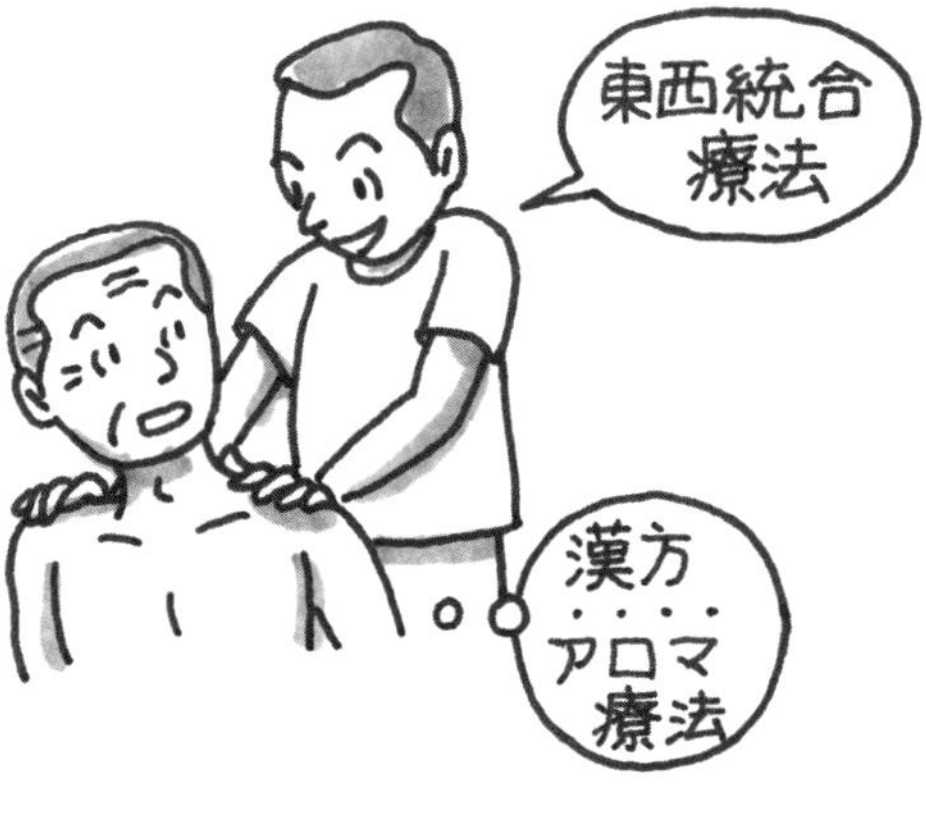

さて最後に血管そのものと、その周囲にも目を向けることにしましょう。

スムーズな血流のためには、しなやかな弾力性のある血管が求められます。そしてそれを支えている平滑筋……すなわち、全ての血管を取り巻いている筋力は、血管の支持組織としても大切な役割を持っているわけです。

したがって、「動脈硬化の予防・改善」の処方として、運動療法によって、手足や体全体の筋肉の力をつけることはもちろんですが、私はそれに東洋医学療法をプラスすることをお勧めします。マッサージ、鍼灸、漢方、アロマ療法などによって血管自身を丈夫にする努力が必要と考えているのです。

①血流＝ＨＲＴ（ホルモン補充療法）、スタチンなどのコレステロール、中性脂肪、血管内皮細胞などへの作用が知られています

②血管壁＝運動療法＋東洋医学療法の二者が重要と言えます

要するに、西洋医学と東洋医学を組み合わせた治療法が大変有効だと考えているのです。私はこれを「東西統合療法」と呼んでいます。

［寒冷と血圧→動脈硬化症］

気候などの自然環境が生物の適応を通して、健康に影響を与えることはヒポクラテスの昔から……約二五〇〇年前から知られていることです。

別の章で触れていますが、生物の健康や寿命は遺伝子と環境の二つの大きな因子によって支配されています。そして環境は空気、水、土壌によって影響され、それはまた、気温の温度差（日本の風土のように）も関係します。さらに細かく掘り下げていけば、季節、地域差ということになります。

日本の気候は緩やかな四季の移ろいを一年周期で繰り返していると言えます。

冬から春にかけて暖気は桜前線とともに北上、逆に冷気は紅葉前線とともに南下して秋冬を演出しています。こうした緩やかな四季の移ろい……日本には「季節の変わり目」という〝季節〟も存在するのです。

そして南北に約三〇〇〇キロに連なっている日本列島は、当然のことながら同じ季節でありながら、地域によって大きな気候の差が存在するのです。それぞれの地域が伝承的経験に基づいて、季節ごとの環境変化に対処すべく、日常的に衣食住を整えて、健康への取り組みが行なわれていることは言うまでもないところです。

生理的にも気候の変化に対する機能が働きます。例えば、北国の動物に代表される熊さんです。秋から冬の入り口にかけてせっせと食料を取り込みます。冬眠中の防寒と栄養のために、太るわけです。

冬の到来とともに、副交感神経優位のままじっと冬眠に入るのです。身体活動（交感系優位）によるエネルギーの消費が極度に抑制されます。体力の消耗を抑え、長期間続く寒冷の影響をできるだけ避ける、という生活の知恵なのです。

我々人間は文明の発展によって、住環境の温度調節が可能となり、大変生活しやすくなりました。しかし、それだけに注意が必要とも言えるのです。寒冷期にはいろいろな場面で、急激な温度差を経験することになります。暖かい部屋から外へ出る、あるいは入浴時寒い脱衣所から暖かい湯船へ……油断は禁物です。寒暖の変化はそのまま血圧に影響を与えます。

こうした時期は日常生活にも神経を配りたいところです。

塩分を控えめの食事にする。

ストレスを避ける。

安眠を心掛ける。

アルコール、タバコなどの嗜好品の取り過ぎに注意する。

特に中・高齢者は加齢とともに血圧が上がることからも注意が必要です。

北国の熊さんを見習ってというわけではありませんが、気候の厳しい時期はできるだけ寒暖の大きな差はさけて静かな生活を送り、言わば〝穴ごもり〟の気分で、春の到来を待つ、というのはいかがでしょう。

高齢者の生活の課題と取り組み

[Successful Aging]

健康で人生を送っている高齢者の比率は決して少なくありません。

二十一世紀の社会では六十五歳から七十五歳までの前期高齢者の社会的参加を求めるべきだと思います。これらの年代の方々は活力に満ち、心身ともに健康な人が数多く見られるのです。

少子高齢化の中で今、「日本社会は高齢者の社会参加を求め、生かしていくべきであろう」と誰もが考えるところですが、行政の立ち遅れは如何ともしがたいところで、高齢者が社会参加して、戦力として生きている分野は、そのほとんどが民間ボランティア的領域と言えるでしょう。この貴重な社会的資源を経済的、生活的に活用できる組織づくりを急がなければなりません。

「生き生きと自立して、百歳を超えて健康で生きていこう」――を本書は主題にしています。

百歳を四等分してみます。まさに人生五十歳の後の後半にある人生の四分の一……すなわち二十五年、百歳を考えるとき、特に七十五歳以降の二十五年は大切です。

心身共に活力を持つ高齢者を一人でも多く作り、共に生き抜いていこうとする考えを普及させたいのです。誰でもが「百寿長寿者」になれる可能性と権利を持っていることを認識してほしいのです。

老化の過程もその速度にも個人差があります。それを再認識することによって、大きな目標ともなり、新たな希望も湧いてくるのです。

その上で、自らの自由意思によって行動に移しましょう。習慣的に、定期的に適度の運動を繰り返し、時には可能であれば肉体労働に取り組むこともいいでしょう。

さまざまな事柄に知的な興味を持ち、身嗜みに気を配り、おしゃれをし、若い世代とも頻繁に接触するという試みを続けることが大切だと思います。

それもこれも強制ではなく、あくまでも自由意思で、日々の暮らし方を工夫し、習慣性を持たせて積み重ねることがSuccessful Aging（最適の老化）の達成へつながるのです。

ダグラス・H・パウエルの著『〈老い〉をめぐる9つの誤解』には次のような一節があります。

「自ら加齢を重ねたことについての年齢的な落ち込みや差別に陥ることをさけて、もろもろの心につかえる不安をコントロールして少しでもポジティブ思考で、日常的にこれらの目的にかなったこと、よい暮らしぶりをつくる方法についてのいろいろな方策を（仕事を含めて）選択し、それに心身共に最適応化し、落ち込んだらその代償をえらぶように心掛けてゆくことが大切である」

［多病息災］

その昔、無病息災が何よりの幸せであった時代から、「一病であっても息災で、その病気をよく理解して、それを認め、それと付き合ってまあまあで暮らしなさい」とされてきましたが、今はむしろ〝多病息災〟という言葉がふさわしい？　時代になったと思われます。

日々、複雑化する現代社会は新たな病種を生み、高齢者の生活に影響を与えるようになりました。しかし、そうであったとしても、「ひたすら耐えて……」では芸がありません。「種々の疾病や障害があっても、それらとうまく付き合って、まあまあ七～八割位は元気だから」といった暮らし方が望ましいと思うのです。

もちろん、だからといって、抱えている病気や障害をほうっておくということではありません。自ら努力して、今持っている疾病や障害に対して、その治療に取り組むための生活習慣を組み立てて下さい。現在の状態を少しでも長く維持、そしてそれを良い方向（健康維持へ向かって）へ発展増強させていくことが大切なことです。

高齢者には前述の如く一般的に「死の四重奏」と言われるフレーズが付きまといます。高中性脂肪症、喫煙、高血圧症、肥満……。

しかしながら、長年吸ってきたタバコは簡単に止められないなど、生活習慣はなかなかスパッとは転換できないものでしょう。

そこを、なだめたりすかしたりしながら、治療、予防に取り組んで頂きたいと考えるのです。危険な因子を少しでも避け、〝まあまあ〟で過ごしながら、より一層健康を増進できるような暮らし方がベストではないでしょうか。

年を取ってからライフスタイルを変えることはなかなか難しいでしょう。

まず、「なんとしても健康をつくり、百歳を超えてがんばるぞ」という気持ちを持つことが大切です。

そして次に、「そのためのライフスタイルの改善だ」と、目的意識を持つことなのです。

長寿は毎日の暮らし方から

運動不足、過食、偏食、過労……などなど、毎日の暮らし方で「これじゃいけないな」と思いながらも、ずるずるとこういう生活を積み重ねているといった経験をしたことがありませんか？

・仕事や職場での人間関係で悩んでいる
・不況が続いて不安、イライラしている
・不眠や浅眠が続く。怖い夢にうなされる

ＯＬや働き盛りの男性、子育てに悩む若いお母さん、お年寄りの介護疲れの家庭の奥さん方、ひょっとしてそれが原因で気分的に落ち込んでしまってはいませんか？

こういった悩みを抱えて、毎日の生活に追われている方は少なくないのではないでしょうか。

読者諸兄姉の友人・知人にそうした方がいらっしゃるようなら、一人で悩み、それを積み重ねることのないよう、本書をお読み頂き、電話、メールにてご相談下さるようアドバイスしてあげて下さい。

健やかに美しく老いるために

[気の持ちよう]

「〇〇で難病を克服」

「どうしたら健康になれるか」

新聞、雑誌、テレビ……健康情報は洪水のように流れています。一億総健康志向の時代と言っていいかもしれません。

高齢者にとって〝死の危険〟につながるのは生活習慣病と何度も書いていますが、これに対しては特効薬、即効薬はないと理解して下さい。生活習慣の積み重ねが健康、非健康の結果を分けるのです。

要するに、日常の暮らし方で自分の寿命が決まるということを、皆さんにお考え頂きたいのです。

では、日常の暮らしとは何でしょうか。

朝起きて夜休むまでの毎日の繰り返しです。洗面、トイレ、食事、仕事、主婦であれば家事、子育て、子どもの世話……。

しかし、その中でいつも健やかに暮らしているかとなると、そうではないと思います。天気の良い日もあれば悪い日もありますように、気分の良い日もあれば悪い日もあるでしょう。体の調子も同じことです。

どうしてそういう波が生じるかと言えば、ここには二つの神経が関係しています。一つは「痛い・熱い」を感じる、いわゆる知覚神経です。もう一つは「発汗・動悸」など意識とは別のところで症状を起こす自律神経です。

前者は、寒かったら服を着ればいい、あるいは暑かったら薄着にする、と自分で調子を取ることができます。しかし、後者は物理的に調節することはできません。

自律神経をコントロールできるのは「心」です。昔から、「病は気から」「気の持ちようで」……と言われていますが、まさにそれなのです。

それでは「気の持ちよう」とは何だと思われるでしょうか。

私たちが体調を崩したり、病気になったときは医学のお世話になります。

明治維新からのドイツ医学、戦後からのアメリカ医学。日々の研究・開発によって、感染症の多くは、解決されるようになりました。

しかし、〝与えられる医学〟は、〝自らの医学〟……つまり、自己治癒力に対する認識を低下させたと言えるかもしれません。

明治維新までの日本の医学のほとんどは漢方によるものでした。これはもちろん、中国から伝わってきた東洋医学を源流とするものです。

東洋医学は世界観を背景にした医学です。大自然を大きな宇宙とし、その中で生きる人間を小宇宙と考えています。ですから、自然環境と人間の生活は切り離して考えることはできないわけです。これはヒポクラテスの医学とも合致します。おそらく原点は一つ……。

東洋医学の基本には「気血水《きけつすい》」という考え方があります。

気（心・精神作用）、血（血液）、水（血液以外の体液）の三つを生体維持の三要素とみなし、これが正常に循環することで健康が保たれると考えるのです。ですから、三本柱の一つに上げられる「気」は大変重要な存在で、「病は気から」という言葉はここから生まれているのです。

［食べ物と健康］

これも東洋医学の考え方の一つです。

人間の生活と密接なつながりのあるところで「草根木皮《そうこんもくひ》」という言葉があります。草の根、木の皮……それぞれが一個の生命体を維持するため、バランス良くたくさんの成分を含んでいるという考えです。

ここから、「食べ物によって健康をつくれる」となり、「漢方薬には副作用がない」と。

ここまでくると「薬膳」という言葉をイメージされるでしょう。そして何となく薬っぽいかなとも思われるでしょう。しかし、「薬膳」は身体に良い食材・食べ物の伝承とでも言っていいでしょう。それは季節ごとの旬の食材であり、もっと大きくとらえれば「食文化」となるでしょう。

日本の食文化にもさまざまなことが伝承されています。

日本食の基本は米にあることは今さら言うまでもない話ですが、卑弥呼の時代……さらにさかのぼって縄文時代にはその痕跡を確認することができます。また、この時代の人々は大変優れた〝食のバランス〟を持っていたこともうかがえます。

タイ、カツオ、サバ、アジ、貝類などの魚介類は、現代の食卓そのままです。それだけではありません。驚くことに遺跡の中に残されていた骨から、タイなどは三枚に下ろして食べていたことが判明もしているのです。日本的な美味しい食べ方はこの時代から……。

さらには木の実、鹿、猪、海草、山菜など古代人のメニューは多彩なもので、海の幸、山の幸……〝多品目をバランス良く〟の原点と言ってもいいでしょう。今から一八〇〇年ぐらい前の弥生時代に存在したマニュアルです。

［一〇〇の一〇］

日本人の寿命は、女性が八十四歳を超え、男性が七十八歳を超えて、長い間、男女のこの差、六歳前後の差は縮まりませんが、どうしたら寿命が長く、つまり不老長寿になり得るか。健康で長生きするということが、人々にとって一番の望みですし、実際に一番大切です。健康寿命と言いますが、それはまさに長生きすることです。


寿命は何で決まるかと言えば、まずは親からもらった遺伝子です。その遺伝子は大抵の人は九十歳から百歳ぐらいまで生きられる可能性を持っていると言われています。

その遺伝子を少しでも先に延ばすか、逆に縮めるか……これが寿命の差ということになります。

遺伝子に影響を与えるのが環境です。環境によって遺伝子を傷つけてしまうと、寿命が縮まるのです。遺伝子を先送りできれば、人は百二十歳まで生きられるという学説があるくらいです。

昔は、よくお年寄り（六十歳くらいから）に対して、老衰という言葉を簡単に使っていたものです。今は老衰という言葉は使いません。老衰は百二十歳でやってきます。だから、七十歳、八十歳はまだ若いと思って下さい。

お年寄りとのお付き合いの中で、長年にわたる私の会話、言葉も変化しています。

「八〇の二〇」（平成元年～四、五年頃）

八十歳まで生きて、二〇日患ったら、亡くなりましょうという意味でした。その心は、長く寝込まないことです。

しかし、最近ではそうはいきません。

そこで「一〇〇の一〇」に変更したのです。もちろん、百歳まで元気に生きて、一〇日患ったら亡くなりましょう、という意味です。日頃の健康への注意によって、環境を整え、遺伝子を先送りできるのです。しかし今日は、一〇〇を越えての一〇の意味です。

［健康は自分でつくる］

健康に注意するには、健康を「どうしたら自分でつくれるか？」ということが基本だということを覚えておいて下さい。逆に言うと、病気を自分でつくり、そして自分の寿命を自分で決めていることに連なる暮らし方をしていること、気がつかないでそういう暮らし方をしているのは、それは誰のせいでもない自分自身なのです。

日本人の平均寿命は女性が八十四歳、男性が七十八歳……世界に誇る長寿国となったのですが、その寿命通り、皆さんが健康で長生きしているかとなると、ちょっと話は別だと思います。

寝たきりになっている人、あるいは呆けてしまっている人、いろいろな方にお世話になっている人がいないわけではないのです。

というより、自立が難しくなる人が増えていると言えるでしょう。だからこその介護保険登場なのです。

国も『健康日本二〇〇一年運動』を打ち出しましたが、寝たきりの人、あるいは呆けてしまった人は高齢者の八％に至っています。一〇人に一人弱はそうした状態になっているのです。

また、女性の平均寿命は男性より六歳近く長生きとなっていますが、寝たきりの年数もこれに比例して、女性が六年で男性が三年となっています。

健康で「一〇〇の一〇ぐらいの長生き」をするには？

やはり、個人個人の理解と日々の努力以外に答えはなさそうです。

例えば故人のきんさん、ぎんさんを始め、長寿で話題になった人に対して、必ず、「長寿の秘訣は何ですか？」という質問が出ます。

そして、その答えには必ずといっていいほど、「親を選べ」というニュアンスが含まれているものです。

親が長命だったら、その子どもも大体長生きするでしょう。それはそういう遺伝子を生まれつき持ったということと、家庭生活の成長段階で生命の基盤となる〝健康食〟の生活環境にあったということが言えると思います。

言い換えれば、家庭の食事など、親がつくってきたいろいろなライフスタイルです。子どもはそれを見習いますから、長生きの親の子は、長生きできるのです。

これは夫婦にも当てはまりそうです。似たもの夫婦という言葉があります。もともとは他人ですが一緒に暮らしていくと、ペースも食生活も同じようになるので、同じくらいの寿命になってしまうことがあり得るのです。

ですから、似たもの夫婦とは、良いような悪いような……ということです。二人とも気をつけた方がいいのです。

健康な親から健康な子として生まれても、その後の日常生活のあり方によっては短命になるでしょうし、虚弱体質で生まれた子どもでも日々の努力によっては長寿を手に入れることができるでしょう。要するにその人の気持ち一つで道が変わってくるのです。今日では遺伝子から起因するものが三分の一で、三分の二は環境がつくる暮らし方と考えるべきでしょう。

［米俵を背負って］

グルメ時代。テレビでしょっちゅう豪華な食事の話が出ています。これを一点豪華主義と言います。

目を見張るような二〇種類位のおかずが並んだり、豪華なホテルの食事が出てきたりします。

間違ってはいけません。

昔から小食であることが健康の基本なのです。食べ過ぎないことです。私は田舎育ちですが、子どもの頃、おやつなどはあまり買って食べられるような生活ではありませんでした。お腹が空くと祖母がしその葉で巻いておにぎりを、おやつ代わりにつくってくれたものです。

いつもおねだりする幼い私に、祖母は言ったものです。

「人は生まれてくる時に、自分の一生食べる米俵を背負ってくるもの。誰でも自分の一生の間の食料を、食べる分を持って生まれてきている。だから、その食料を急いで食べたら寿命が早く終わる。ゆっくりと少しずつ食べていけば長生きするんだよ」

私は大学に入って、栄養の問題や特にビタミンや脂質の研究をしたのですが、ある時、アメリカの学者の論文と祖母の話が合致したことに驚いたものです。

ネズミを使った実験でした。

二つのグループをつくり、まずA群のネズミには餌を好き

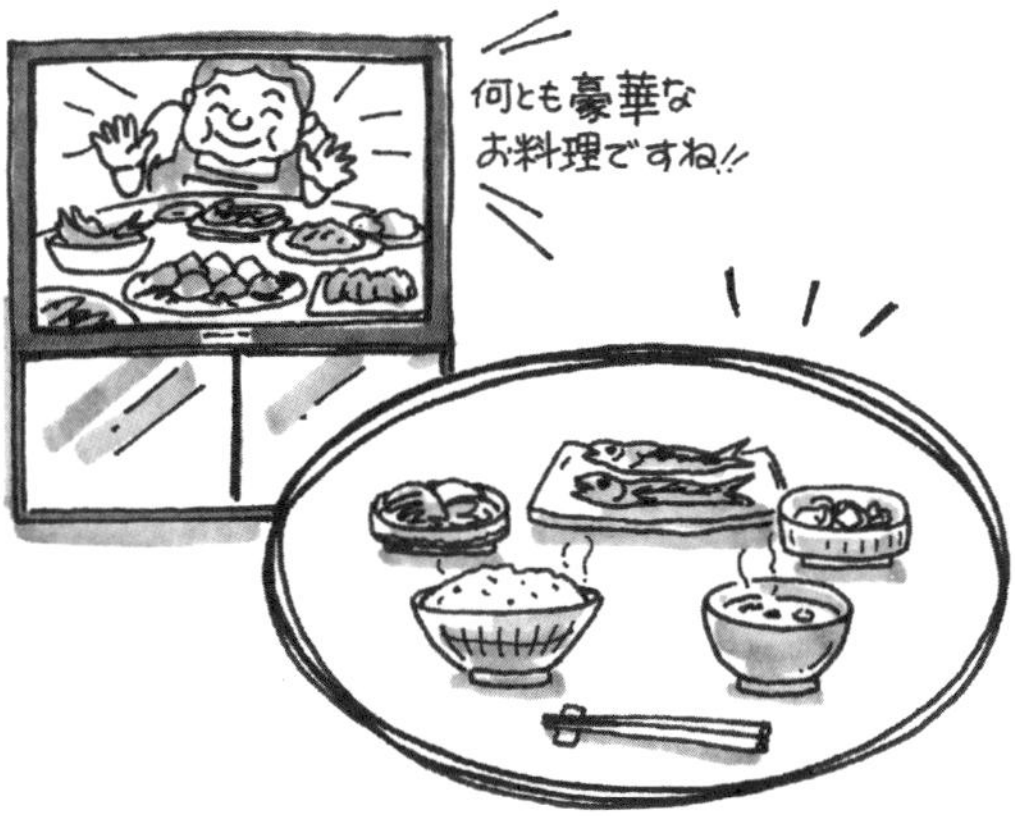

少量多品目

なだけ食べさせる。B群は毎日少しずつ食べさせた結果、後者のほうが長生きするということでした。

私は改めて祖母を尊敬することになったのです。

「米俵を背負って生まれてくる」

是非、年少者に伝承して頂きたいと思います。

小食は身体に良いことなのです。大食は寿命を縮めます。とても分かりやすいたとえです。

Ⅱ　更年期の仕組みを知りましょう

更年期障害症候群

［症状と原因］

女性は四十五歳までは生理も順調で、ピチピチ、生き生きとして暮らせます。しかし卵巣の衰えとともに、一般的には四十五歳から五十五歳の一〇年間を言い、その中間の五十歳で閉経を迎えます。

更年期の前後にはホルモンの変化によってある種の身体的苦痛、精神的不安、落ち込みなどの症状が現われます。女性の場合、思春期にも同じホルモンの変化が起こりますので、更年期はその裏返しと考えましょう。

更年期の苦痛の特徴はそれが不定愁訴と言われるように、例えば頭痛や肩こりなどがあったとしても、それは決していつまでも続く固定されたものではなく、いろいろな身体的苦痛や訴えが毎日変化するお天気のように移り変わるものなのです。

これが一般的に総称される更年期障害の特徴なのです。

最初に多くの女性が感じる身体的特徴は「ほてり」と「のぼせ」です。

冬の寒い日、周囲の人たちは寒がっているのに、一人だけ「ほてり」や「のぼせ」を感じたことはありませんか？　首から顔へ〝ボーッ〟とした感覚です。手が汗ばむ、頭がポーッと熱くなる、そしてそれはまた、突然ごく短時間にわたって起こり、治まったと思ったら、また突然それがやってきます。なぜこういう症状が起こるのでしょう？

一番初めにやってくる更年期の性腺（主として卵巣）のつくっている、そのホルモン量の分泌の変化（アンバランス）が血管の中の血液の流れに影響を及ぼして、末梢の血管を細くしたり、太くしたりする血管運動神経による血流の変化によって起こると言われています。

この初発症状の治療に一番よく効くのがホルモン（女性ホルモン）補充療法で、それが最も効果的とされているのです。しかし、それだけでは全ての解決とはなりません。更年期は精神、身体症状の変化が現われるのです。ですから、一つひとつの症状に対処するのみではなく、漢方でいう全人療法や癒しの効果も考えるべきです。まずは身体症状から見てみましょう。

［参考症例］

①頭痛

ズキンズキンという偏頭痛が起こる。

一日中ずっと続く人もパタッと止まってしまう人もいます。

それも一週や二週おきに来るとか、頭痛持ちと言われるように更年期中続く人もいます。

②心悸亢進（動悸）

突然ドキドキすることがあります。場合によっては心臓が悪いのではないかと思い患うような胸部痛を訴えることさえもありますが、ほとんどそのようなことではなく心電図的にも異常がありません（一過性の胸痛です）。よく聞きますと胸部痛の前後に原因の一つと言われる生活上の変化があったことが分かります。ある意味で、対人、対環境の変化によるストレスを契機にして起こります。その一つの変化に〝ため息〟が出たりするのです。

これも原因は、更年期のホルモンアンバランスが循環器にも影響していることによって起こっています。

③腰痛、関節痛

腰痛、関節痛はよく訴えられることです。腰や関節に痛みを生じ、それについで多く見られるのが手足のしびれや冷え、そして皮膚がピリピリ（感）したり、針で刺されたような痛みを訴えることがあります。

④かゆみ

粘膜それも膣粘膜が乾いてむずむずしたかゆみが出ることがあります。ホルモンアンバランスの中でも、女性ホルモン（エストロゲン）の欠乏による症状です。これは年齢的に少し遅れてくる更年期障害の一種です。

⑤不眠、全身倦怠感

夜、眠れなくなったり、全身がだるくなったりすることがあります。これらは全て更年期の特徴の不定愁訴に入りますので、大抵の場合、長続きしないものです。しかし、それらは環境のストレスで起こることが多く、長く続いて苦しむこともあります。

しかし、そうでないケースもあります。「不眠」「頭痛」「倦怠感」「気分の落ち込み」など多種の症状を併せ持つ人も、更年期障害の中で三〇％ぐらい見られることも現実です。

こうしたケースの人たちは、生活環境と心理因子にも原因があるようです。例えば、更年期前から続く家族間や友人などとの人間関係のいざこざがストレスとして、積み重ねられたことによって、気分的にとても強いとじこもりや引きこもりが起こってしまい、より一層内向的になってしまうのです。近年では、不況やご主人との人間関係で起こることが多く見られます。

落ち込み、鬱が重くなる人がいます。もともと生真面目な人がなり易いです。（病前性格）

それらはむしろ、それらのことが原因で心身症から落ち込み症、鬱症状が紛れ込んでいる場合があるので、婦人科やその他心療内科に、場合によっては精神科などの専門医に相談することもこの時期の問題解決の一つの方法として大切です。

この症状はホルモン補充療法のみで治すことは不可能ですので、場合によっては精神安定剤や抗鬱薬などの治療が必要でしょう。

また幅広い「血の道症」的な考えでいくと、全人療法としての漢方でいう症（スリムか肥満型か、あるいはガッチリ型かどうかの体形でも選ぶ処方は違います）が、陰症か陽症かによって、効果的に働く漢方薬の選び方によって、それがとても有効なことがあります。

したがって、この時期には、頭の先から足先まで大小併せて三〇～四〇種くらいにも及ぶいろいろな症状が現われるのです。

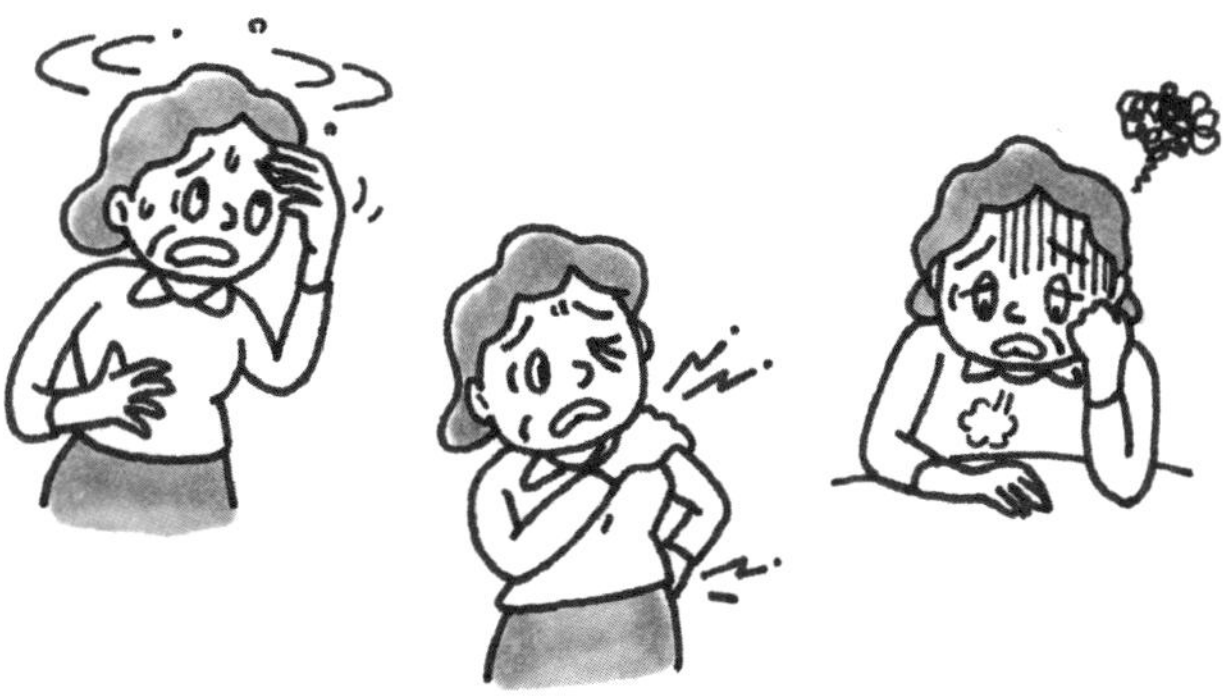

●その他の症状＝眩暈、イライラ、肩こり、頻尿、下痢、外陰搔痒（かゆみ）、疲労感、易怒感、食欲不振、胸のつかえ。何事に対しても飽きやすく、根気が続かず、浮腫が出ることもあります。
全身にわたって、ここと思うと翌日はまたこちら、というようにめまぐるしく症状が移り変わって悩まされるものです。


更年期ではこのようにまず、自律神経失調症状と言うことができます。しかし、実際にホルモンと神経は密接につながっており、特に脳のセンターではその中枢のホルモンと自律神経の指令所は二つが隣り合っていることが知られています。ですから容易に一つの変化が「ホルモン←→自律神経系」相互に影響するものと考えられています。

更年期障害は文字通り、閉経を中心として起こってきます。閉経の五十歳を中心として、四十五～五十五歳のほぼ一〇年間を更年期と言います。症状を抱え続けるとつらい期間になりますから、自覚をしたら、すぐに対処すべきです。かかりつけ医によくご相談になり、また漢方療法や心療内科的治療も必要です。

〈一般的治療法〉

○ホルモン補充療法＝ＨＲＴ（Hormone Replacement Therapy）

○理学療法・作業療法＝マッサージ、湿布などや諸々の作業療法として精神・身体に効果のある手工芸や幅広い意味の作業など。

○東洋医学療法＝漢方薬による内服療法としての生薬やエキスの処方剤。鍼灸療法。

○代替療法＝アロマ療法や園芸療法などの生活指導療法も効果的なことがある。

○薬剤療法＝精神安定薬（抗不安薬）、抗鬱薬が効果的な場合がある。

社会環境、生活環境がそれぞれ違うので、カウンセリングを含めて幅広く、奥深く対応していかなければなりません。

年代的には子育てが終わり、また夫が社会的地位の向上によって多忙になれば、家庭の中でより一層孤独感に襲われることになります。これを〝空《から》の巣症候群〟とも呼んでいます。

……問題解決のための対話などカウンセリングを進め、その改善を図ります。

私はよく次のようなアドバイスをしています。

①友人づきあいをよくして下さい
②おしゃれを心掛けて外出して下さい

いつも新しい刺激を受けることが、気持ちを少しでも前向きに持ってゆくようにする上での、大切な更年期の過ごし方なのです。

この時期は特に「バランスの良い食事と適度な運動」によって、ストレス解消と睡眠に心掛けて暮らしましょう。

更年期障害症状は不定愁訴と前述したように、決して固定しないで通り過ぎるものです。できるだけホルモンの変化と自律神経の失調に基づく、心と身体の変化を理解して、更年期を明るく前向きに通り越せるようにしたいものです。そして老年期となる六十歳以降に、更年期障害症状を持ち越さない注意が大切です。

更年期障害と漢方療法

更年期障害はこのように、女性の長いライフサイクルの中で、女性特有の卵巣機能閉止（卵巣の閉止と女性ホルモンの分泌低下）を主因として起こり、その性器や全身へ及ぼす影響はゆっくりと進んできているので、治療も端的に薬を飲めばすぐに治るというものでもありません。前述のように、この時期の不定愁訴や心身への愁訴は、東洋医学的に生体（気血水の見地で見ると漢方では、腎臓や生殖器）の衰えによって、いろいろな症状が現われます。多くの漢方専門医は、患者（クライアント）さんの「症」に合わせて、「気血水の身体」つまり、身体環境の循環を良くする加味《かみ》逍遥散《しょうようさん》や当帰《とうき》芍薬散《しゃくやくさん》、そして桂枝茯苓丸《けいしぶくりょうがん》などを精神症状、身体症状に合わせて更年期障害にとても効果的に使用しています。また、西洋薬やＨＲＴが取り残した症状も解決してくれます。更年期は、特に気の巡りと血の巡りが滞ることで起こるもの（於血や虚血など）と考え、女神散《にょしんさん》や半夏厚朴湯《はんげこうぼくとう》などもそれぞれ使われます。

つまり更年期障害は軽重の差はあっても誰もが経験するもので、年齢の経過とともにいずれ消え去り、安定するものなのです。また、この時期にいろいろな自然食品を取ったり、リラックスしたり、運動などでなるべく工夫して、楽に乗り切ろうとする積極的意欲と楽しみを見つけて、おしゃれをして気を引き立たせることが大切です。なるべくリラックスしてポジティブ思考で乗り切りましょう。

男性更年期障害

この頃では男性にも更年期障害があると言われ、話題となっています。しかし、女性の更年期がエストロゲンの急落を元とした四十五～五十五歳の（五十歳時の閉経を中心とした）多彩な不定愁訴で発生していることに比べ、男性のホルモン変動は緩徐で、むしろ男性の更年期障害はその主因がホルモンによるものではなく、精神的なものであると思われます。

骨粗鬆症の発生を見ても、女性に比べて十年遅れの七十歳時であるのと同様に、年齢的に五十～五十五歳時の男性は男性ホルモンの緩やかな減少が高齢期まで続くのです。その事実として、七十～八十歳の方でも造精能力を持ち、パートナーによっては実子を持つことも可能な事例のあることからも、ホルモンが主因ではないことが分かります。

むしろこの時期、サラリーマンなら定年を迎え、また他種の職業人も社会的地位階級の変化など、心理的・社会環境的変化（それも激変の）にさらされます。その方のパーソナリティやその特質、性格的なことも影響しますが、男性も基本的には、自律神経失調症→落ち込み症→（身体化症）鬱状態によって起こる倦怠感、イライラ、落ち込み、頭痛、不眠などの症状が出るものと考えています。言うなれば、性格的には非常に生真面目、几帳面な人という考え方で理解できます。

この男女の違いは、ライフスタイルの差が関係しています。男性のほとんどがサラリーマンであり、定年まで熱心な社員で会社人間として働き、地域性や交友関係なども地域とは全く関係のないものばかりです。その点が家庭の主婦と大きく相違するところであり、主婦が地域の友人関係というコミュニケーションで生きているのとは全く異なります。

定年後行く所のない男性は家庭に閉じこもり、ゴルフ友達の会社の仲間を誘っても三度に一度も付き合ってもらえず、果ては「恐怖のワシ」と言われるぐらい奥さんの後をついて行く。一時期は奥さんがデパートに行く、あるいは銀行へ行くというと必ず「ワシも行く、ワシも行く」と、ご主人が後をついてきて困る（これを恐怖の「ワシ」と言う）。これは主婦にとっては心情的なストレスとなります。また、タイプの違う引きこもりのご主人では、一日中着替えもせずグータラ生活をする人もいます。奥さんはご主人の日常的な在宅で二十四時間ストレスが溜まり、すっかり身体不調の更年期障害の繰り返しで、むしろ女性が落ち込み症になってしまったケースもあります。
男性の場合でもこのような環境の変化、心理・社会環境的因子が落ち込み、鬱の症状を引き起こすことは理解できます。男性更年期障害は、東洋医学的全人医療から見ても、さまざまな背景の分析や対応が必要と考えられます。

更年期障害への対応——診療ノートより

更年期前から（四十〜四十五歳）更年期（四十五〜五十五歳）そして更年期後（五十五〜六十歳）までの女性に対して、言うなれば「更年期を迎える心と身体」の変化についての相談やカウンセリングを繰り返してきて、三〇有余年となります。その有りようについて、言わばマニュアル的なものを示してみましょう。

［閉経期を迎える心と身体］
♡**閉経期は人生の節目**＝人の一生にはさまざまな節目があるでしょう。昔から言われた、言わば男女ともよく知られる厄年がその一つです。女性では女性ホルモンが働き出す思春期と、それが終わってゆく閉経期が大きな節目と言えるでしょう。
（※厄年は数え年で男性が二十五歳、四十二歳、六十一歳。女性が十九歳、三十三歳、六十一歳。こ

れらの年齢が「本厄」。「本厄」の一つ前の年を「前厄」、「本厄」の次の年を「後厄」と言う）

♡**閉経期に起こる体の変化**＝女性ホルモンの分泌が減少し、閉経の二～三年前から生理不順になり、そしてやがて閉経となりますが、閉経しても二～三年は卵巣がわずかながらも機能していますから、半年も一年も経てから出血があるということも起こります。

女性ホルモンの減少に比例して骨のカルシウム量も少しずつ減ってくるので造骨細胞の働きが悪くなり、特に痩せた人では骨粗鬆症が多く、そして早く発現することになります。

また先に述べた、のぼせやほてりの他に頭痛、眩暈、肩こり、腰痛、手足の冷え、動悸、感情の動揺などのいろいろな症状が見られます。

♡**運動の効用**＝体調の崩れやすい時期ですから、不規則な生活、偏った食事、過労、睡眠不足などに注意しましょう。特に運動不足は血液の循環を悪くし、老化を早めます。体力の低下にもつながりますので、日常生活の中でなるべくこまめに体を動かす心掛けが必要です。

（※ながら運動＝推進者の長野茂氏と同感で、私も推奨している運動法です。こまめに積極的に動くことによって仕事をしながら、手・腰・足の運動になります）

運動は肥満防止にもとても効果があります。合理的な食事のコントロールとともにながら運動も気長に継続的に行なうことが最も有効です。

♡**ストレス対策**＝この時期には他でも触れたようにいろいろとストレスが積み重なります。手軽な解消法として、私は女性の得意な？　おしゃべりを勧めています。一人でくよくよ考えているより、親しい友人との心おきないおしゃべりが効果的です。環境の変化に対応できる、心の余裕と柔軟性があれば人生の節目も楽に越えることができるでしょう。

♡**健康診断の勧め**＝閉経期は体内で老化の進行が始まります。各種の生活習慣病も発生しやすい時期です。一応は健康診断を受けることが必要でしょう。特に閉経前後には不正出血がよく見られますが、そういう方は、癌の検診を受けたほうが無難です。なぜかと言うと、更年期は癌年齢と言われるほど癌が多発する年代です。

［更年期障害Q＆A］

Q　年を取ると誰でも症状が出るものですか？

A　**さまざまな症状は月経のなくなる前後三〜四年の間に起こります、しかし、全部の方に起こるわけではありません。**

Q　症状の現われ方はどうですか？

A　**これにも個人差があります。発作的に起こったり、重かったり、軽かったり、いろいろの現われ方をします。遠慮なく専門医に相談してみて下さい。**

Q　原因はホルモンの関係ですね？

A　**多くはホルモンの仕組みが変わるために起こりますが、精神的なストレスや不安感から起こることもよくあります。「年のせいだ」とあきらめている方もいますが、我慢しないで、早めに相談することをお勧めします。そのほうが早く安心してこの時期を乗り越えられます。時として更年期障害様症状を二十歳代から三十歳代、そして四十歳そこそこでも訴えてくる人がいます。この方々はホルモン障害と言いますが、背景に環境の変化や心理因子、ストレスなどによる生活上の変化が認められるものです。更年期の治療として十分に対応できることです。**

Q　自分でも努力することがありますか？

A　**この時期を上手に乗り越えることが大切です。趣味や仕事を持ち、運動、睡眠、休養、対話などを心掛けましょう。**

〔更年期障害の治療〕

―ホルモン補充療法―

ホットフラッシュ（のぼせ）やほてり、冷えなどが更年期障害の一番初めの症状であることは前述しました。このように血管運動神経の症状として起こることから、更年期と気づく方が大半です。

それはエストロゲンの衰退、減少によるホルモンアンバランスで起こるわけですから、治療はまずホルモン補充療法が考えられ、ＥＲＴ（女性ホルモン補充療法）とＨＲＴ（女性ホルモンと黄体ホルモン補充療法）が知られています。専門医はまずＨＲＴから取り組むことが多いでしょう。実際にそれは効果的です。一般的に次の二つの治療内容となるはずです。

①エストロゲンを二～三週使い続けた後、十二日くらい黄体ホルモン（プロゲステロン）を加え、一週間休薬し、ホルモンの消退出血を待つ

②エストロゲンとプロゲホルモンを合併して続ける方法

どちらにしても、子宮体癌（内膜癌）の発生を予防する意味や血栓性静脈炎の発生、そして乳癌の発生予防を考慮する必要があるので、かかりつけ医によく相談することが大切です。

このホルモン補充療法は閉経後、できるだけ早く行なわれ、効果が出たら比較的短期間（せいぜい一、二年）で止めることがベストです。

要するに女性ホルモンの急激に減る早い時期に使うことが、更年期の遅発症状の骨粗鬆症の発生や高脂血症、動脈硬化症の予防に効果があると考えられています。試みてよい方法と思います。

ホルモン補充療法にはこれらエストロゲンとプロゲステロンの他にアンドロゲン（男性ホルモン）を使って、男性ホルモンの持つ性欲と活力への作用を利用しようとする考えがあります。一部医師によってそういう試みが行なわれていて効果的なことが知られています。

私は男性ホルモンの一種であるＤＨＥＡが性欲にはともかく、その活力において抗老化ホルモンとして、大変有用性の高いことに注目して、少しずつその内服活用を推奨しています。

―更年期の漢方療法―

頭痛、肩こりやイライラや冷え、動悸など数々の更年期を彩る症状が出る場合には東洋医学が有効になると考えます。前述の通り、東洋医学療法としては「その人の症」に合わせた漢方療法の中で、いわゆる「血の道症」として当帰芍薬散、加味逍遥散、桂枝茯苓丸の他に温経湯や三黄瀉心湯《さんおうしゃしんとう》などの服用が補完療法として効果的だと思われます。

更年期障害の三〇％は生来の性格（生真面目）に根ざした心身症です。倦怠感、頭痛、不眠、食欲不振の四症状（身体化）を特徴とした長く続く苦しみを訴える人もいます。

そして落ち込みやイライラ、頭痛、不眠など、この年代の心因性、社会環境因子が多く作用して起こる不定愁訴には、抗不安薬、抗鬱薬などが効果的なことが数多く見られます。

老年期障害（五十五〜六十五歳閉経後の障害）

［更年期遅発症状――老人性膣炎・他］

老年期障害とは聞き慣れない言葉だと思いますが、更年期障害の中での遅発症状として認められるものです。五十歳頃閉経したとして、それから四〜五年後に女性ホルモンが枯渇した状態で起こる症状です。その一つが「老人性膣炎」です。

膣の乾燥感、かゆみや不快感などが現われ、同時に性交痛があります。場合によっては、そうした時に少量の出血が見られることがあります。これがホルモン消失による老年期障害の一症状です。

（更年期遅発症状である動脈硬化症、痴呆症については後述）

［更年期遅発症状――骨粗鬆症］

〈症状〉

①身長が縮まる

②背中や腰が丸くなる

③骨折しやすく、すぐに腰痛になる

更年期の遅発症状として、女性ホルモン欠乏によって起こる骨粗鬆症もよく知られています。最近ではカルシウムやビタミンD、そしてカルシトニンなどによって、また当初はHRTなどが行なわれましたが、本症が長期にわたることから近時ではビフォスフォネートなど各種の抗骨粗鬆症薬によって効果的に治療されるようになってきました。高齢女性のQOL（Quality Of Life＝生活の質）の向上に、とても有益となってきています。

骨粗鬆症は六十歳以降の不慮の骨折を予見するものですので、その予防に努めるべく、各種の治療が推移して変遷しながらも検討されてきています。それはこのビスフォスフォネートやビタミンKなどが最も効果的であり、その元となる食事や運動の有りようが必要で効果的であるとされています。

私たちは老年期女性にはまず、次のアドバイスをしています。

〈骨粗鬆症予防の三原則〉

①カルシウムの多い食事を取る

カルシウムだからといって高齢者が毎日牛乳や乳製品を摂取するというのはコレステロールを増やしてしまうなどの問題が出てくるのでチリメンジャコ、小エビ、ヒジキなどの海産物からも取りましょう。

②よく運動する

若者のような激しい運動までいかないまでも散歩などで十分です。一日三〇分以上歩くことに心掛けましょう。

③日光を浴びる

冬なら顔や手足を出して一時間くらいの散歩。夏なら木陰で三〇分〜一時間くらい。紫外線を多く浴びない工夫も大切です。

〈不活動の害〉

このことは宇宙飛行士によって証明されています。

ロシアの宇宙船、ソユーズ搭乗員が長期の宇宙滞在によって、極端な骨粗鬆症の発生が見られたのです。無重力下の非動がカルシウムの流出に拍車をかけたのです。最近の宇宙飛行ではカルシウムの摂取はもちろんのこと、肉体に負荷をかけるプログラムが組まれています。宇宙飛行士が自転車漕ぎなどの運動を行なっているシーンをテレビなどで目にされているはずです。

無重力下で運動の欠除がいかに骨粗鬆症の発生に大きな影響を持つものであるか、ということです。

同じように高齢者は寝たきりによって、体内の骨塩が減少することが分かっています。それも一週あたり二%……と、短時間でも多くの骨量が減少していきます。驚くべき数値です。

「もう、寝たきりで仕方がない」

と、あきらめてはいけません。

車椅子でも、起きて、乗って動くことによって、著しい効果をもたらすことが明らかとなっているのです。

ただし、閉経後の五十~五十五歳くらいの間に女性ホルモンが急激に減少し、それに伴って骨量も顕著な低下が見られます。その後の減り方は徐々に緩やかになり、間もなく横ばい状態になるでしょう。しかし、だからといって安心できるわけではありません。骨粗鬆症の発生は五十六歳から六十歳にかけて多くなるのです。

こうして六十歳以降を迎えれば、日常的に不慮の骨折に見舞われる可能性が大きくなるのです。自身も周囲も起居動作、移動の際の転倒防止に気を配らなければなりません。

老年期障害のもう一つ重要なポイントは、動脈硬化症の発症の元になる高中性脂肪、高コレステロール血症の増加です。

これは肥満と連なり、それら全てが高血圧などとともに後年の生活習慣病の発生の大きな危険因子となりますから、更年期の遅発症状として、老年期障害はとても重要な症状であることを知られなければならないものであります。

したがって生活習慣病を予防するためにも、女性の場合特にこの更年期障害の遅発症状の老年期障害を防ぐことが大切です。

「若々しく美しく老いるために」、そして「百歳まで生き生きと長生きしようとするために」の基礎づくりは更年期障害をちゃんと治療して、その時期を通り越し、それを引きずって老年期障害にしないことなのです。

女性の高齢者症候群（七十五～八十五歳）

［更年期、老年期障害の区別］
私たちは五十五歳から六十五歳までの女性が訴えるさまざまな症状を老年期障害と名付けました。閉経期に起こる早い時期の更年期障害と分けて考えるべきであると考えてきました。
老年期には女性ホルモンの欠乏がある程度の積み重ねによって、萎縮性膣炎や頻尿などの症状が起こります。そして骨粗鬆症の発生は更年期（四十五～五十五歳）にすぐ来るのではありません。閉経後少しずつ骨塩減少が起こり、それが骨粗鬆症となるのは五十六歳以降六十歳近くです。事実、六十歳以降の骨折率が極めて高度として認められているのです。それは骨密度のみではなく、骨強度が落ちるからです。

さらに今までなかった動脈硬化に連なる高コレステロール血症など、いろいろの課題が浮上してきます。運動器官も膝痛（変形性膝関節症）、腰痛などあちこちに身体的疼痛も出てきます。どちらかというと更年期障害よりも器質的疾患（いろいろの障害）が多いのです。これを老年期障害と考えるべきです。

もう一つの悩みは、男女ともこの時期、頻尿としての尿意頻数や尿意の切迫症状です。それも多いのは溢流性頻尿という、尿意をもよおすとトイレまで間に合わないぐらい急激な尿意に襲われる、つまり尿をちびる（おもらししてしまう）ことです。それは尿道口の括約筋の作用減退というよりも、膀胱壁を外側から包んでいるコラーゲンやエラスチームのもともとの蛋白質の老化による減退と関係していますし、神経反射機能ともかかわりがあることです。

症状が強い場合、ある種の薬品や治療法があり効果的ですが、かかりつけ医に相談して下さい。

［センチネリアンへの関所］

老年期障害の解決策としては当然のことながら、日常的な食事や運動そしてストレス除去などに努力する必要があります。この時期をできるだけ良い状態にしておいて、高齢期につないでいくことが、将来の自立を支えてくれるわけです。

高齢期にかけての生活習慣病は、その多くが動脈硬化や器質的変化を元として起ることとなりますので努めて、その予防には心掛けたいものです。（抗加齢への取り組み、一四二ページ参照）
またこの時期は初老期鬱を含めて、心の落ち込みが身体に影響を与え、高齢者のいろいろな障害につながりますのでそれを防いで、自立した高齢者となるために大切な時期なのです。
「百歳の一〇日」という私たちの目標のためにもゆめゆめ身体、精神（痴呆、鬱）障害や動脈硬化後遺症としての脳、心虚血性疾患の病後後遺症を残して寝たきりにならないようにしましょう。
更年期障害に続く五十五歳からの一〇年間、そして六十六～七十五歳の若年（前期）高齢者から、さらには後期（晩期）高齢者（七十六～八十五歳の高齢期）へ、そのまま良い状態で移行してゆくことが大切です。いろいろの意味で高齢者の大切なＡＤＬ（Active Daily Living：日常生活機能程度）の低下になってはいけないのです。そしてよいＱＯＬ（生活の質）の尊厳性につなげましょう。

※ＡＤＬ（Active Daily Living：日常生活機能程度）

※ＱＯＬ（Quality Of Life：生活の質）

［廃用萎縮→寝たきり］

前期高齢者（ヤング・オールド）から後期高齢者（オールド・オールド）への、健やかで緩やかな移行が行なわれないと次のような症状に陥る危険性は大きいと考えて下さい。

①精神機能の低下による脆弱化

ど忘れ、物忘れなどが少しずつ出てきます。進行すると鬱、痴呆になります。

②身体機能の低下による脆弱化

摂食嚥下障害を起こすと、嚥下性肺炎などにつながります。また栄養障害の繰り返しによる脱水が見られます。寝たきりになると褥瘡《じょくそう》など好ましくないことが起こります。

③自信喪失

転倒しやすいためにかえって大事をとってしまって、閉じこもり、引きこもりがちになります。

それらは著しい廃用萎縮（使わないで衰えること）を元とした、障害が残されている状態と考えて下さい。使わないことによって、生理機能の低下が起こるわけですから、次第に筋力が低下してしまいます。つらくてもできる限り、体を動かす必要があります。

何よりもその廃用萎縮にならないように、意識して手・足・頭を使いましょう。

健忘、譫妄《せんもう》（錯覚・幻覚から異常な行動を呈する）、痴呆などの精神機能低下は、摂食嚥下障害（による肺炎）、低栄養による脱水、感染症、褥瘡、転倒、閉じこもり、寝たきりなど全てそれぞれに複合し合ってつながりがあるのです。しかし、それでもなお、多病息災の意欲を持ちたいものです。

健康寿命とはあくまでも自立が条件になります。

日本人の平均寿命は女性八十四歳余、男性七十八歳余となっていますが、それぞれの終末は女性六年間、男性三年間が寝たきり、という統計的事実があります。

私たちはそれをせいぜい一〇日にしたいと願っているのです。

「百歳の一〇日」といった運動につながる健康長寿をつくるべく、各面から生活習慣病の予防を呼びかけているのです。

女性の寿命と女性ホルモン

［女性ホルモンの役割］

女性は柔らかさや円やかさなど、外見的にも初潮から更年期の閉経までの三、四〇年は、いわゆる女性らしさを維持していくことができます。なぜでしょうか？

それは生理が順調の間は排卵を中心として、女性ホルモンが卵巣から分泌され、その働きによるからなのです。

この間、思春期そして青春期、成熟期というように順次、女性ホルモンと黄体ホルモンが順調に作用していわば性器のみでなく、全身の生理機能をもつかさどっているのです。

生理機能において性ホルモンは、生活やいろいろな日常仕事に対する緊張対応とでも言うべき役割を担っています。普段は甲状腺ホルモンなど他のホルモンと協調して、日常生活に対応する身体の仕組みを整えています。

もちろん、生殖（種の保存に対応する仕組み）に重要な排卵を中心として大きな役割を果たしていることは言うまでもありません。

そして、この生理が順調だということは、言い換えると卵巣の働きがとても良いということであって、それは排卵を中心としてホルモンが良く働いていることなのです。

ですから、〝女性ホルモンの健康〟は、女性の健康をつくる一番の基本なのです。

［女性ホルモンの性器外作用］

気がつかないで過ごしがちですが、女性ホルモンは生理を起こすだけでなく、血液中を循環して全身的には血管系を丈夫にし、脳細胞を活性化（認知機能を良くし）して、血液の中のコレステロール（ホルモンの源になる材料）や中性脂肪を広く生体に必要な物質代謝へ活用する役割を果たしています。

更年期までの女性の動脈硬化によるさまざまな影響や循環器病の発生、痴呆……など多く生活習慣病の発生を防いでくれているのです。

男性の場合、働き盛り、男盛りといった年代に、ストレス、過労、不規則な生活などから、動脈硬化や高脂血症、高血圧症となり、それが知らないうちに静かに進行してある日突然、心不全や心筋梗塞や脳梗塞の発作を起こして突然死するというケースが見られます。

その発生を女性の場合には、すなわち更年期に至るまで生理のある間には女性ホルモンの性器外作用が血管壁を丈夫にし、高脂血症を抑えて動脈硬化による心突然死を防いでくれているのです。女性ホルモンの持つ抗酸化作用や抗中性脂肪、コラーゲンなどが中心になって閉経期までの身体と心の健康を守ってくれています。

出産、子育ての期間のために、女性は更年期まで力強い、神秘的とも言うべき、女性ホルモンが多く産生されるのです。古来より、女性が人の育児という天職によって神様から授かった、男性より長い子育てのための期間と言っていいでしょう。

こうしたことが寿命における女性上位を裏付けていると思われます。現在の寿命差は「六～七年の女性優位」ですが、この差は縮まらないのではないかと考えています。

［チェンジング・ライフ］

更年期とは医学の専門用語ではクリマクテリウムと呼び、ちなみに閉経はメノポーズという言葉が一般的に使われます。

米国では更年期に対してチェンジング・ライフという言葉も使われています。私はチェンジング・ライフ（人生の変化）と言うよりも、チェンジング・ファンクション（機能の変化）のほうがふさわしいのでは、と考えていますが……。

人の一生を見てみましょう。

人は受胎によって生命が発生し、子宮内で発育していきます。この間、母胎の奥深く子宮内に守られて栄養やホルモンも充足し、そして暖かな安全な母体内生活で出生期（誕生）を迎えることになります。

ハッピーバースディとお祝いされる誕生日。医学的に見ると、子宮内の羊水内の生活（言わば水棲生活）から出産をきっかけとして、空気内に生まれ変わる（陸棲生活に移る）ことです。これは古来より何億年という年月にわたって、生物が経てきた進化の過程を、誰もほとんど意識せずに繰り返し、生物進化の過程を一人ひとりが再現していることになるのです。

自分の一生のうちにどなたも意識せずして、気づかずして再現しているということができると思います。何とすごいことなのでしょう。しかし、誕生というのは実に運命的なもので、まさにチェンジング・ライフと表現すべきではないでしょうか。

［ホルモンの一生］

女性は幼児期を経て思春期となり、ドラマチックな初潮を迎えます。女性ホルモン（エストロゲン）と黄体ホルモンの二つのホルモンが排卵を中心として変動するホルモン量の多寡（多い少ない）によって変化し、ほぼ四週間（一カ月）に一回生理が来るようになります。

思春期から緩やかに青春期を迎え、出産・育児を経験していきます。

ホルモンが順調な人は思春期から更年期まで生涯のうちに約四〇〇個から四五〇個の排卵を中心としてのホルモンの産生、変動が順調にその量を増減して、この年代の女性は生き生きと女性らしいあふれる魅力を十分に発揮することができることになるのです。

こういう方は妊娠も出産も何度でも順調に繰り返すことができます。

人生の成熟年代の三十代を超えて四十代となると今度は、少しずつホルモン変動が起こります。

ホルモンは次第に減衰して、やがて更年期の劇的な月経閉止を中心としてほぼその前後に五年間（通算一〇年間）種々の変化を遂げて老年期に移行するのです。

ホルモンのバランス変化の基本は、このエストロゲンの減衰によってもたらされたものです。この時期に更年期障害が起こります。その人の環境や社会的因子によって個人差はありますが、さまざまな不定愁訴による心身的苦痛や自律神経失調症状などに見舞われることもあります。

ではその後のホルモンの仕組みはどうなるのでしょうか、卵巣機能停止（閉経）とともに生命活動を終えるのでしょうか？　ご安心下さい。生殖に働いた卵巣を中心とした性ホルモンの大きな活動は閉止して閉経となりますが、女性にも男性にも、共に副腎という腎臓の上に大きな空豆二個くらいのホルモン臓器が存在します。

胎生期は大きく働いています。やがて赤ちゃんとして生まれてそれが生後一、二年で二分の一くらいの大きさに縮小しますが、ここでは大変生命現象に重要な二種類のホルモンをつくっています。これを緊急ホルモンと言い、皮質からはストレスに対応する有名なコルチゾール系のホルモンと、その他のアドレナールアンドロゲンと総称される一七種類くらいのホルモンがあります。そして髄質からは交感神経刺激のノルアドレナリン（アドレナリンの緊急救命ホルモン）があります。

その中のＤＨＥＡというホルモンはホルモンの母体として、いろいろなホルモンに代わり、生体の変化に対応するホルモンが知られています。その一つに更年期まで長く女性の生理機能を支配してきた、卵巣から産出される女性ホルモンの中のＥ２‐エストラジオールは最も活性が強く、ホルモン補充療法にも使われる女性ホルモンの中心的役割をしています。

天然卵胞ホルモンという有名なプレマリンもE２に入ります。それに比べ、ホルモンとしての活性は弱くむしろ代謝性ホルモンとされるE３のエストリオールというホルモンを副腎はつくり、それが閉経後、高年齢期に向かって女性の性器外作用を営むのです。

それは、若い頃の女性ホルモンのように、女性化の生理機能の力は強くありませんが、言わば身体の仕組みを整える女性ホルモンとして、微量であっても長く老年期まで女性らしさをつくっていくのです。

［ホルモン現代事情］

少子化という言葉が社会問題にもなっています。時代とともに女性の出産、子育て数が変化してきたのはすでにご承知のことでしょう。今日では社会のいろいろな変化とともに、女性の高学歴、高就職率と晩婚化などの要素によって、少子化が急速に進んでいます。二〇〇二年にはついに特殊合計出産率（一人の女性が一生の間に産む子ども数）は一・三六まで減少してしまい、国を挙げての少子化対策が始まっています。

ストレス社会、不況世相、食生活の乱れ……ライフスタイルの変化により、男女ともにホルモンのアンバランスが起こしている人が増えているようです。

ホルモンバランスの乱れは生理不順へとつながり、生理の基本になる排卵の障害が起こることで

（無月経、無排卵）不妊症などになってしまうのです。さらにこれは婦人科の臓器や性器外に及ぼす、ホルモン作用の異常などにも影響を及ぼしてきます。

ホルモンアンバランスへの影響の持つ仕組みは将来の皮膚、骨質や動脈硬化、高脂血症、脳細胞（脳活性化）など諸々の中高年障害の要因にもなることが分かっています。

更年期の女性へのワンポイントアドバイス

［身体の変化を知る］

更年期を過ぎて一年二年たち、四年、五年と老年期に入るにつれて女性ホルモンが減ります。その結果、女性はまず膣の粘膜が衰えて、おりものが多くなり、バイ菌のつきやすい状態になります（老人性膣炎）。

当然、性生活においてのトラブルも多くなります。痛みを感じ、出血することもあります。これを防ぐにはホルモン補充療法をほどほどに行ない、女性ホルモンを少しでも長持ちさせることです。また、リューブゼリーという柔軟性を助けるゼリーもあります。性交痛のある場合には試用してよい方法です。

さらには女性ホルモンの減少によって、狭心症や高血圧など心臓や血管の故障が起きやすくなることも考慮しなければなりません。その発症などが男性並みになってしまうのです。そして何度も述べている通り、エストロゲンという女性ホルモンの減少は骨をもろくさせることにもつながります。

[あなたのカルシウムを調べましょう!]

ほんのちょっとしたことで手足の骨が折れたりひびが入ったりします。

骨粗鬆症です。女性ホルモンが減ったりしたために心臓の働きが弱くなり、骨からカルシウムが抜けていくために起こるものです。尿の検査で骨吸収(骨が弱っているかどうか)を知ることができます。

また、あなたの手の骨(前腕骨)のレントゲン検査を行ない、コンピュータでカルシウムがどの程度あるかを調べます。カルシウムの度合いはコンピュータ解析し、骨粗鬆症かどうか、最も大切な骨強度を数字的に表示してくれます。とても納得しやすくまた、安価な検査です。その結果によっては治療が必要となりますので、後は専門医の指示に従って骨折せぬように努めることが大切です。

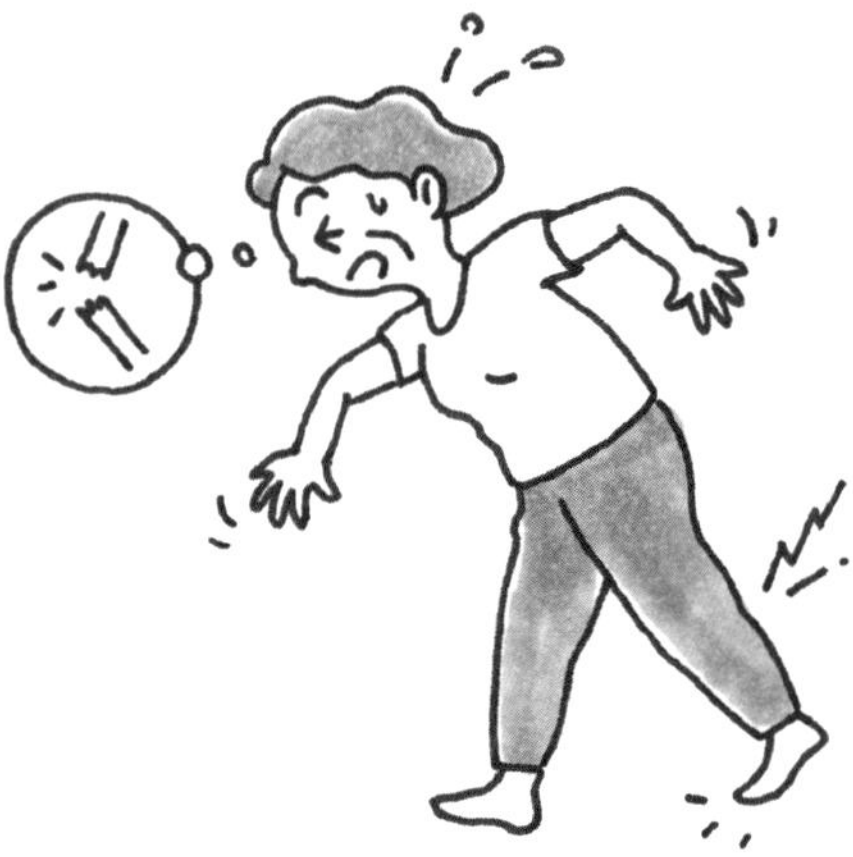

[骨太生活への工夫]

①毎日の食事にちょっとした注意を致しましょう!

カルシウムを摂取することによって、骨がもろくなるのをかなり予防することができます。毎日の食卓にチリメンジャコなどカルシウムを多く含む食品を登場させましょう。

②エアロビクス運動（有酸素運動）をしましょう！

きびきびした早歩き、（無理のない）ランニング、サイクリングなど自分にあった運動を選んで長続きさせて下さい。重力に逆らって運動することにより、骨をより太く強くする効果と、今までの骨の強さを長持ちさせる効果があります。また運動は心肺機能も高めてくれます。少々の無理もきく、そして物忘れ、ど忘れ（痴呆）を防ぐ懐の深い身体になるはずです。

③おしゃれやショッピング、若い人とのお付き合いなどによって少しでも気持ちを若くして、若さを保つようにしましょう！

外見に気を配ったり、気持ちの張りを持ち続けることは、女性ホルモンを長持ちさせることにつながるのです。

［乳房を癌から守る］

★自己チェック法①「立って見る」

入浴後、鏡の前に立って、

a　両手を自然に下げた姿勢

b　両腕を頭の上に伸ばして両手を組んだ姿勢

a、b両方の姿勢でご自分の乳房を観察して下さい。

次に腕を上下に上げ下げしたり、振り廻してみて下さい。
大きさや形が左右違っていませんか？
いつもと違う点はありませんか？
乳房の皮膚には凹凸はありませんか？
乳首のへこみやただれなどはありませんか？

★自己チェック法②「寝て触れる」

仰向けに寝て（仰臥位）、まず左側の乳房から触ってみます。

左肩の下にバスタオルなどをくるくる丸めた薄い枕を敷いて、左腕を頭の後方に回し、図のように右手の指を揃えて、乳首から内側半分を外側から内側へ順に上から下へ、静かに軽く圧迫しながら触れてみましょう。

次に左腕は自然の位置に下げます。前と同じように右手の平で乳首の内側から外側へ、そして順に下より上へ圧迫しながら触れていきます。

最後に右側についても左手で同じことをします。

三十歳以上の方は毎月一回（生理のある人は生理後に）行

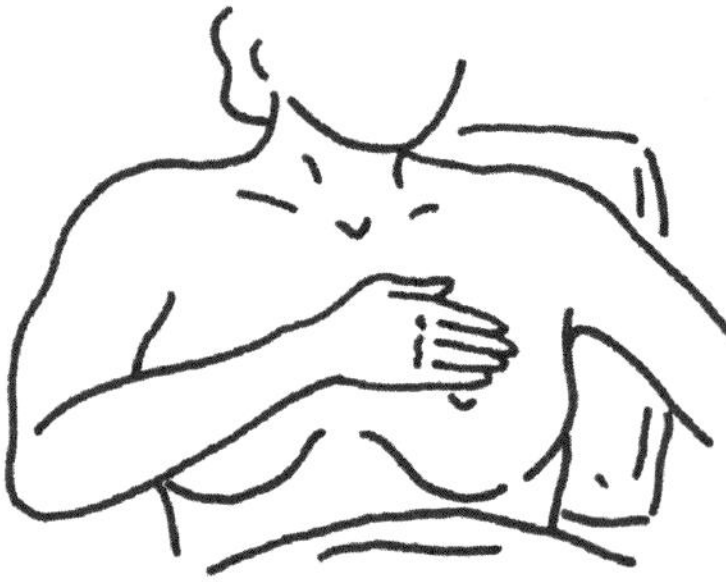

腕を上下に動かし、しこりを見つける

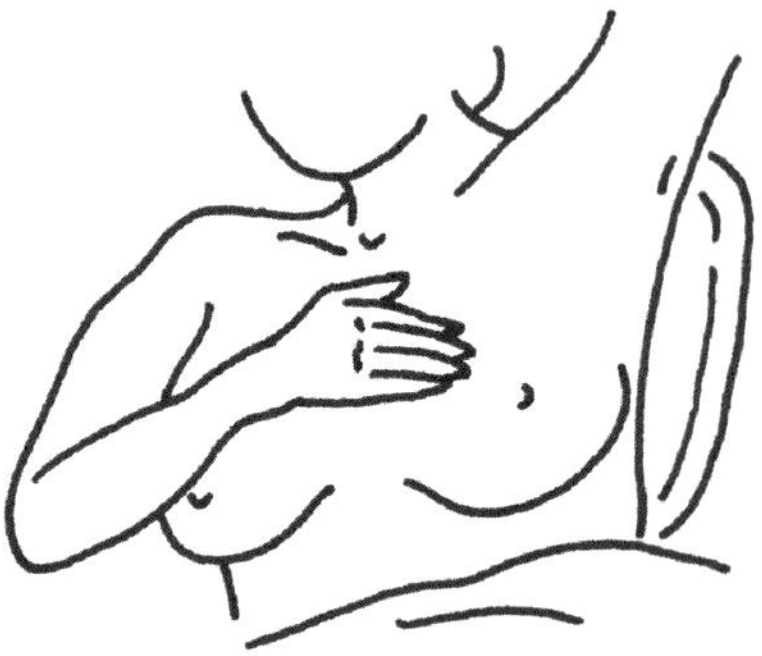

触ってみてしこりを見つける

なって下さい。

自己チェックで気になる点があれば、すぐに専門医に相談して下さい。トラブルの発見が早ければ、大切な乳房を損なわずに済むのです。三十歳以上の方は年に一回検診を受けましょう。

[子宮癌の定期検診を受けましょう]
—女性性器悪性腫瘍の発生部位と頻度—

女性の性器癌は下図のようにいろいろなところから発生しますが、その大部分は子宮頚部から発生します。

厚生労働省の調査によると、日本中で少しずつ、子宮体癌にかかる率が増えていることが報告されています。これはライフスタイル、特に食生活の変化が原因だと思われます。

子宮癌にかかる割合は、頚癌は三十歳から、体癌は四十歳から急に増加しています。少なくともこの年代になったら、定期検診を受け、ご自身の健康状態を確認しておくべきだと思います。

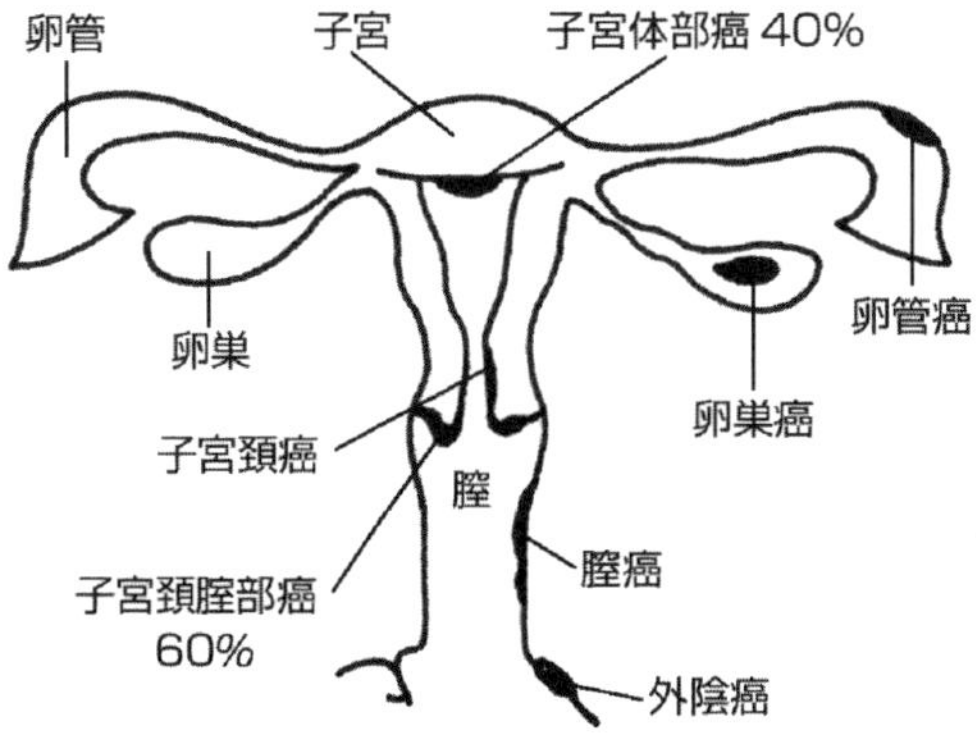

女性性器悪性腫瘍の発生部位と頻度

昔から日本では子宮頚癌が90%以上と多く、子宮体部癌は少なかったが、ここ20～30年来、ライフスタイルの変化、特に食事の高脂肪食化で頚癌が減り、体部癌が40%と上昇し、同様の原因から乳癌、卵巣癌などのホルモン依存臓器の癌も増加している。

これらは現代のライフスタイルの変化を生活習慣病と同一の軌道に属して反映していると言える。（スローフードの勧め［P120］、動脈硬化とは［P32］参照）

[検査の内容は？]

①細胞診

ａ　頸癌検診……「子宮膣部（子宮の入り口）」及び「子宮頸管」をこすって細胞を取り、検査します。

ｂ　体癌検診……特殊な細い管を子宮内に挿入し、細胞を取ります。ほとんど痛みもありません。

②コルポスコープ診

子宮膣部をコルポスコープで拡大して観察します。

③組織診

「②」の検査で異常の疑いがあれば、その部分を少し取って、癌細胞があるかを検査します。

子宮頸癌検診の検査結果は、次のようにクラスⅠからⅢに区分されます。また、クラスⅢは「Ⅲａ」と「Ⅲｂ」に分けられます。

・クラスⅠ、Ⅱ＝現在異常なしですが、次回の検診時期を医師の指示に従って下さい。

・クラスⅢａ＝癌というわけでありませんが、そのうちの五％から一〇％は本物の癌に移行する可能性もあるので、再検査が必要です。再検査の時期は医師の指示に従って下さい。
・クラスⅢｂ＝直ちに精密検査が必要です。
子宮癌の初期には全く自覚症状はありません。確かに〔出血〕は最初の症状ですが、出血がないからといって癌ではないという証拠にはなりませんし、出血があったからと言って全てが癌というわけではありません。子宮から出血する病気は癌以外にもたくさんあります。


子宮癌は早期に発見して治療すれば、一〇〇％近く治る病気です。

このために、自覚症状がなくても定期的に検診を受けることが大切です。

皆さんの市町村でも、かかりつけ医や老人保険法に基づく「子宮癌検診」を行なっています。

申し込みを忘れないようにしましょう!!

Ⅲ　スーパー・エルダーへの心得

「呆け」を防ぎましょう

［人生の後半時代を健やかに］

介護保険の施行によって、六十五歳以上の方に対して、従来の家族介護から社会介護へと様変わりしました。公的保険で〝自立〟をサポートするシステムになったのです。

まだまだ多くの課題を抱えてはいますが、本人や家族の介護者にとっても負担の軽減や相互のQOL（生活の質）向上が図られ、徐々に成熟しつつあります。

ご存知のように少子高齢化社会が進行中です。年々の高齢化率は一七～二〇％となっています。余生はのんびりと……と考えられたのは、今は昔のことなのです。

重労働や激職は望まないとしても、高齢者にとっての生活は「余生」ではなく、「人生の後半時代」と受け止めるべきだと思うのです。

一番大切なことは生きがいを持つことでしょう。家庭的にも社会的にも自分自身の役割を見出すことが大切です。それが生きている証となるのです。

そうなれば、それに見合った知識とその技術の必要性を感じることになります。そのための再学習や再実習と前向きに取り組んでいきたいものです。

世に言う「六十の手習い」は、「七十や八十の手習い」とするべきかもしれません。ポジティブ思考を持って、まさに前進です。

気をつけていただきたいのは物忘れ、ど忘れなど日常的に忍び寄る「痴呆」に対する対処です。他の病気同様、早期発見が改善・予防への最善策です。

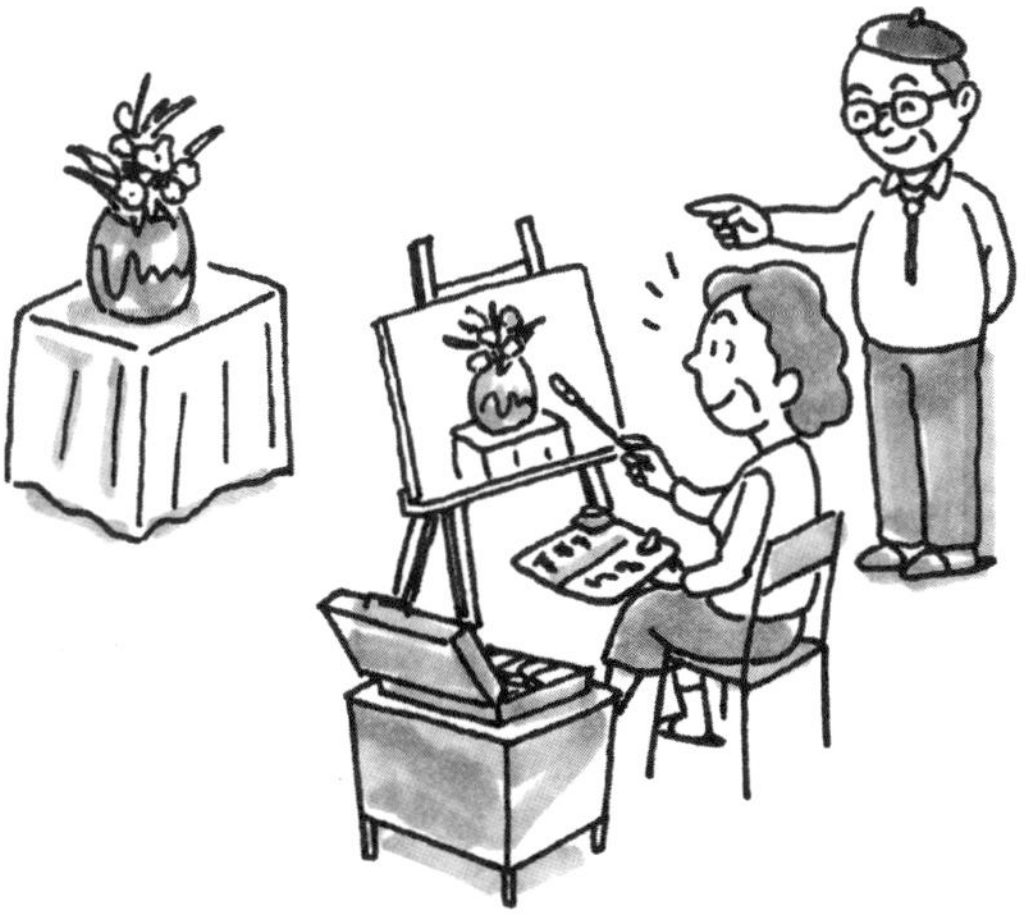

人生の後半を生き生きと健やかに過ごすには、脳の健康はキーポイントです。

個人レベルではさまざまな工夫で刺激を受けることが必要になります。

この点については後ほど詳しく述べることになりますが、気軽にいつでも相談できる「かかりつけ医」を見つけることもアドバイスしておきたいポイントです。

「介護が必要となっても、いつまでも在宅で」を望むのであれば、在宅介護で過ごせるように、少しでも自立することを目標としたいものです。

呆けの原因

高齢化社会において私たちが一番目に問題としなくてはならないのは、健康で長生きすることです。それにはまず寝たきりにならないことです。ある統計によれば八十歳女性の大半は寝たきりとなっているということです。男性のほうが少ないとはいえ、それでも多くは寝たきり、と報告されています。しかし最近の報告では、七十五歳以上の高齢者の八〇％は自立しており、八十〜九十歳でもしゃんとしている人が多く見られています。でも身体はしゃんとしていても、大事なことがあります。

二番目に大切な問題は「呆け」です。寝たきりでは脳の働きが衰えます。人は加齢につれ「もの忘れ」が起こりがちで、六十歳以降は認知機能が衰えて、日時や朝食を取ったことも忘れたり、友人の名が出なかったり、果ては介護人にも暴言や抵抗したり、妄想さえ起こります。痴呆なのです。

この原因の一つは脳梗塞などで、動脈硬化が原因の血管性痴呆と言われます。すなわち脳血管障害を元にした脳梗塞や脳卒中の後遺症として起こってくる血管性痴呆です。

日本ではこのタイプの痴呆が多いのです。生活習慣病などの高血圧、高脂血症、糖尿病などに続いて起こることが少なくないので、それを防ぐことが痴呆の予防・治療にもつながるわけです。

また、人は血管（動脈）とともに老いると言われます。老化による血管系の変化は血流を含めて脳細胞の活性力に影響を与え、活性酸素の酸化作用の害など、多因子によってあちこちに障害が起こります。痴呆の原因や実態も今なおよく分かっていません。しかし、認知機能と言われる大切な大脳皮質や海馬領域など、脳の記憶と関連する領域の細胞には、時として老人斑と言われる変性が起こるとする考え方があります。つまり、脳細胞を活性化するため、その栄養源の酸素とブドウ糖をよく使えるように栄養バランスと運動、ストレス除去、禁煙に気をつけ、頭へのよい刺激を受けられるように、年を取っても自らの五感機能をいつまでも保てるように心がけることが大切です。

アルツハイマーの原因

アルツハイマー痴呆の発生の成因は、多様性、多因子であり、環境因子としては教育面では生後八年間（日本でいう中学二年）までの教育が必要だとされています。高等教育を受けることは痴呆発生を防ぐ意味で効果が高いとされ、その意味で生涯学習の効果を知ることが大切でしょう。

しかし困ったことに、一〇〇％、この論を言い切ることもできないのです。

有名なレーガン元大統領も、日本で高名な作家で知られる丹羽文雄氏もアルツハイマーと闘っているのです。お二人とも高等教育を受けたことは周知の事実で、丹羽文雄氏は古くから日本のゴルフの草分け的存在であり、ゴルフでの丹羽学校をつくって文士たちを指導したくらいで、運動も十分だったはずです。その上作家としても多数の著書を著し、ご活躍された指導的立場の方であったのです。

お二方とも、脳への数多くの知的刺激の集積があると考えられるのに、アルツハイマーを防ぐことができなかったのです。

今日でもまだ十分な特効薬はありません。いろいろなサプリメントやビタミン、ホルモンに頼ったりしてきましたが、最近、登場したドネペジル薬（タクリンまたはアリセプト）という新薬が、「効果がかなり期待できるのでは」と話題を呼んでいます。

また、運動の効果も確認されています。運動は脳への酸素や栄養（糖質）を多量に運ぶための血液循環の働きをよくします。全身のうちの二五％を脳で使うと言われる、酸素や栄養としての糖が、運動によって活性化するので、痴呆の予防になると考えられているのです。

脳を効果的に刺激するツールの一つとして、「香り（臭気）」もお勧めです。医学的にはアロマ・セラピーという分野になりますが、記憶力を高めるために効果的なものは「アンモニア臭」「チョコレート臭」「ペパーミント臭」といったところです。ハーブではローズです。部屋の中にさりげなくバラを飾る。ローズ入りの入浴剤を使う……こんなことも「呆け」予防の一つの工夫なのです。

[アルツハイマー対策]

アルツハイマー病の発症の兆候は、記憶の喪失があらゆる場で挙げられていますが、気がついてみると、「そういえばいろいろなことに無関心になった」「無頓着になった」など、自然な愛着の喪失などの感情障害が多くなるというケースがあるでしょう。本人も周囲も早く気づいて、いろいろ対応することが大切です。

食事の工夫とか、頭をできるだけ使って活性化していくなど、生活習慣病同様、日常生活のあり方そのものによって、この痴呆の予防に取り組もうという考え方が定着しつつあります。

「なんだ、そんなもの。私だけは大丈夫。そんな年じゃない」と思われる方が多いかもしれませんが、かなり早い時期から症状が現われている可能性もあります。

例えば次のようなテストです。

「今日は何月何日ですか？」

「季節は何ですか？」

当然、瞬時に答えが出るはずです。これを認知力と言います。

では他の事柄ではいかがでしょう。一日の暮らしの中で当たり前の事柄が突然、分からなくなることはないでしょうか？　なければ問題ないでしょうが、しかし、本人の判断だけでは〝正常〟とは判定できないところもあるのです。周りの人から判断して、「この頃、ちょっと変だ」となれば、すぐに対策を取る必要があります。

〇呆けの判定

ある日突然、冷蔵庫の扉をどうして開けたか、分からなくなることはありませんか？

ある日突然、へソクリの場所が分からなくなることはありませんか？

そして盗まれたかと思って、

「あなた、盗ったでしょ？」

と旦那にくってかかってしまう。また、隠す場所もいろいろとなれば、ますます分からなくなってしまう……こんなケースです。

ある日突然、人の名前が思い出せなくなってしまうことがありませんか？

友達と立ち話をしていて、

「あのさ、あの人さ……」

と話し相手の共通の友人を思い浮かべながら。そして受ける相手も、

「そうそう、あの人がね」

と絶妙なキャッチャーを演じてしまう。こんな場面を経験したことはありませんか？

大変器用なコミュニケーションと言えますが、これは〝まだら呆け〟と言われるものなのです。

「物忘れ」の経験は誰しもおありのはずです。たまに起きるのは軽いほうで、自分が忘れるわけがないと思っていることを忘れるのが「ど忘れ」の始まりです。

このように例えば、花の名前や人の名前を忘れることを経験したのなら、その時期にできるだけ、物忘れ、ど忘れの回数を減らす工夫が必要です。

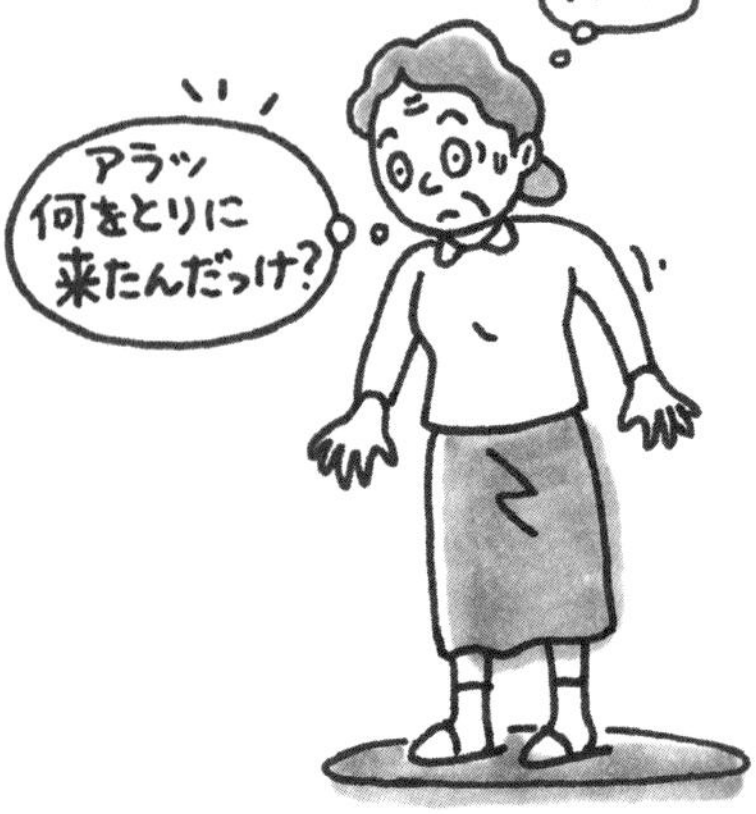

○脳を刺激する

大切なことは活性化のために脳を刺激することです。そのための工夫については後で解説します。

大事なことはメモすること、そしてその手帳はなくさないようにしましょう。

午前中何をしたか？　午後には忘れている場合もあります。

昼に何を食べたか、さらには朝ご飯を食べたことさえ忘れている人がいますが、そうなってはいけ

ません。これは完全に「呆け」の症状なのです。

朝ご飯を食べたことは覚えていても、その内容を忘れた人はまだ「まだら呆け」だと思われますが、いずれにしても「呆け」の領域に入っていることは間違いありません。

自覚して早めの対策を取ってほしいものです。「呆け」の人が身近にいると、周りの人は大変です。

症状が重くなってくると、妄想が現われます。これが進むと、「物を隠された」「物を盗られた」と、被害妄想などがとめどなく膨らんできます。

妄想が始まってくると、この「お付き合い」は大変です。

「この頃、何となく周囲の出来事に興味がなくなってきた」

こんな感覚はありませんか？

これも「呆け」と思われがちですが、こちらは「落ち込み」（鬱）なのです。

例えば、ある日を境にして、「朝刊シンドローム」と言われる一つの習慣の変化が起こるのです。

読者の皆さんはいかがでしょう。

①毎朝、必ず新聞を読む

②読まなくなった

③新聞をまたいで通り過ぎてしまう

この新聞を読むことが面倒になる……朝刊を読まなくなることは「呆け」の中でも鬱の状態で、調子が落ち込んでいる証拠だと思って下さい。

これらの兆候は家族が気をつけることが大切です。

脳の活性化とはいろいろな刺激を与えることです。五感「視覚・聴覚・触覚・嗅覚・味覚」から受ける刺激です。

それには物事に興味を持つことが大切なことなのです。

朝刊も夕刊も読むようにしましょう。何よりも世の中の移り変わりを知ることが、興味や好奇心につなげてくれるのです。

読むことともに書くこともお勧めです。

毎日一〇〇の単語を書くというのはいかがでしょう。例えば、朝日新聞に『天声人語』という欄がありますが、これを書き写すのです。

対象はこれに限ったことではありません。ペンでも筆でもお気に入りのものを使って、野菜でも魚でも、あるいは日記、私小説……。

知り合いの奥さんは入院中、般若心経《はんにゃしんぎょう》の写経を続けていたそうです。信仰心からと言ってしまえばそれまでかもしれませんが、習慣的に続けることが脳細胞に良い刺激を与えることになるのです。

脳の活性化の一つの工夫として、すでに一般的とも言える「指の体操法」をご紹介しましょう。

○指の体操法

①手をお臍の前に組み、両手の五本の指を組み合わせてドームをつくります。

②親指から順番に、左右の指が触れ合わないようにくるくる回します。

③人差し指。このへんまではうまくいくでしょう。

④中指。そして、

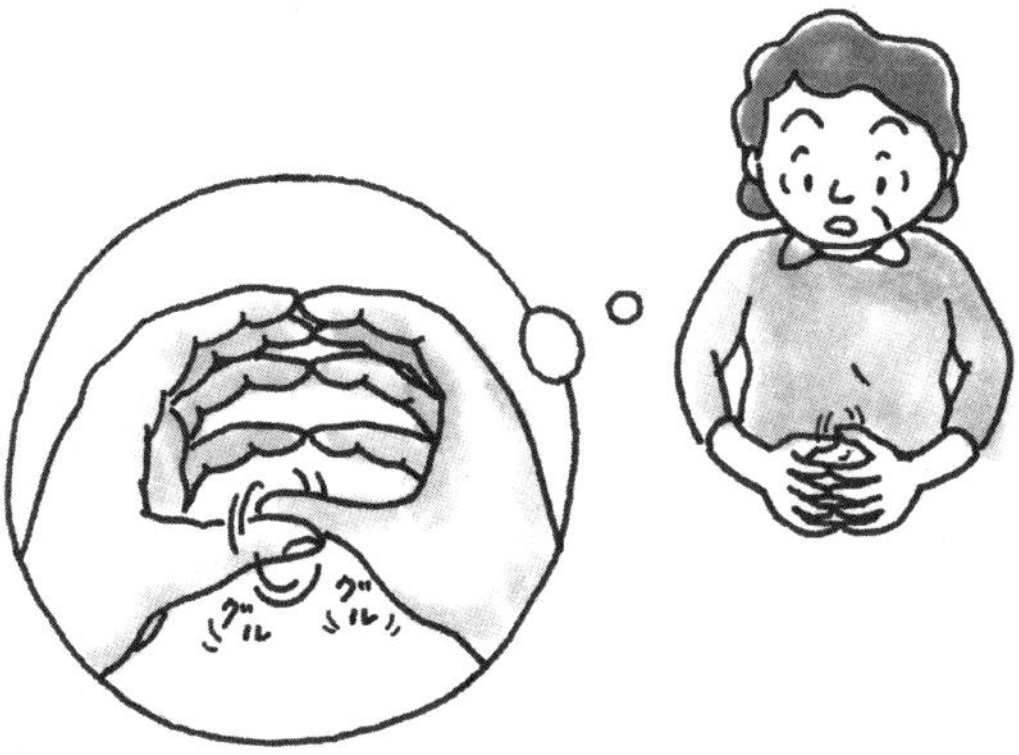

①親指　②人差し指　③中指　④薬指　⑤小指

⑤薬指。だんだんうまくいかなくなります。どこかにひっかかるかもしれませんね。

⑥小指。バラバラになってしまった人もいるかもしれません。

三〇秒ずつ二分半繰り返します。このセットを朝晩二、三回励行しましょう。これだけでも、続けると頭の活性化になります。暇があったら、やってみましょう。周りに何にも迷惑をかけません。お腹の前でも、胸の前でも結構です。すぐできることです。

森光子さんという女優さんをご存知のことと思います。八十歳を超えてあの若さと美しさ……〝芸能界の至宝〟とも言うべき存在です。

ある女優さんが対談で、

「どうしてそんなにお若いのか、コツがあったら、教えて下さい」

と聞いたそうです。誰でも知りたい部分でもありますが。

すると森さんは、

「私は特別の化粧法などしていません。ただ、私にはズーッと右手で左手の甲を叩く癖があります。それを交互にするということが良いらしい……これが良いのではないかしら」

と答えたということです。これは手を刺激して、頭を活性化していることだ、と私は思います。

手を動かすことによる刺激は頭の呆けを防止します。昔からの女性の針仕事、お茶、お花、マージャンなど、ともかく、ある目的意識を持って手を使うことがいいのです。

○五感の活用

手の体操は触覚による刺激ですが、これを広げていきましょう。


聴覚＝音楽を聴いたりする。

視覚＝絵を観たりする。

嗅覚＝花の匂いを感じる。

味覚＝友達とお茶を飲む。食事をする。

一つひとつ取り上げて考えると大変な感じがするでしょうが、例えば友達と野外活動、ガーデニング……と考えるといかがでしょう。気がつかないうちに、五感をフル活用していることになるかもしれません。

野外活動はウォーキングにもつながります。

指は頭、足は心臓を丈夫にすると言います。近頃はウォーキングがはやっていますが、早足で歩くこと、朝歩くこと、胸を張って背筋をしゃんとして姿勢良く、転ばないことを念頭において歩きましょう。

年を取ると足は膝から上がらなくなり、段差に弱くなります。専門的には「関節が拘縮する」と言います。錆びた軍刀のようなもので、使わないと関節も固まってしまいます。それを廃用萎縮と言います。

歩けなくなるとつい億劫で家に引きこもりがちになってしまいます。通所リハビリなどにどんどん出かけて下さい。現在ではほとんどの施設が「ドア・ツー・ドア」のサービスを行なっているはずです。気楽に安全に出かけていって、リハビリを行なって、そして夕刻、家に戻ってくるのです。外でのさまざまな刺激が、呆けを防いでくれるはずです。

鬱（落ち込み症）

［環境・ストレス・病前性格］

不況の続く社会情勢は嫌でも人の心にストレスを発生させます。

経済の低迷によって、ビジネス戦士の「ストレス性落ち込み」が急増していることは新聞やテレビなどで報じられているところです。

一方、女性はそもそも生理的にも「落ち込み症」になりやすい条件を持っています。更年期、閉経後そして老年期と劇的に変化するホルモンや自律神経系の変動の中にあります。

これに家庭内の環境も大きな変化が加わるでしょう。苦労して育てた子どもたちが自立して家庭を離れていきます（空の巣症候群）。

夫は社会的地位が上がり、付き合いも広がります。これに対して女性は独り取り残された思いから孤独感に陥り、社会や家庭そして自身の心身の内外ともに変化が起こり、いつしか少しずつ日常の気分の落ち込みや苛立ち、不安、意欲の減衰が起こるのです（燃えつき症候群）。

こうした「心」によって「体」も反応します。食欲の減退、消化器系に異常が出たり、身体のあちこちの苦痛や疼痛、そして喘息、喉つまり、呼吸困難、パニック様発作などの自律神経失調症状に見

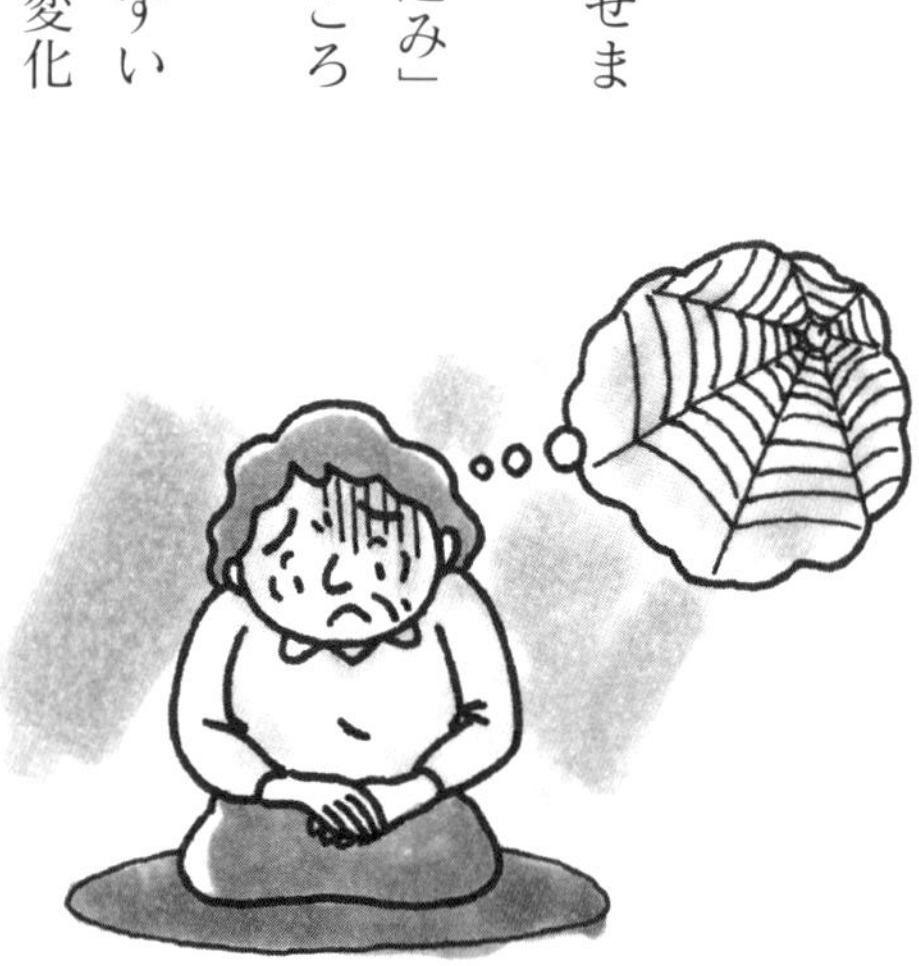

舞われたりします。

身体のあちこちに感じる疼痛、筋肉痛は時として、激しい場合もあります。

しかし、特定の病気が原因で症状が出ているわけではないので、診断に訪れてもなかなか、「一発回答」というわけにはいかないことが多いでしょう。その結果、内科、婦人科、耳鼻科や脳外科、整形……言えば、ドクター・ショッピングとなって、改善、治癒には至らないのです。

悩み、苦痛を抱えて生活するうち、不安感は増し、絶望感も襲ってきます。これが強くなると「自殺願望」を抱くようになるのです。もはや自律神経失調症が進んで「鬱」状態です。

でもちょっとお待ち下さい。死んではいけません。

もう一度、自分の身体の状態を見つめて下さい。何が一番つらいことなのか、自分の身体の苦痛の問題点をもう一度点検してみて下さい。

すると……、

「そういえば、もう長いことよく眠れない」

ここに気がつかれるはずです。

①寝つきが悪い

②眠りが浅い、つらい夢を見る

③早く眼が覚めてしまう

常に熟睡感がないため、翌日は身体がだるく、午前中身体は何をするにも億劫になる。午後から少し良くなるが、夜になるとまた不眠……こうした悪循環の繰り返しになっていないでしょうか。

○あなたの性格は?

あなたの性格はどんなタイプでしょうか。

子どもの頃から、どちらかというと、生真面目で正直一途で几帳面であり、何事もきちんとしないと気が済まなかった性格ではなかったでしょうか。

社会生活において信頼を得るべく、理想的な性格なのですが、何かあったときに〝もろさ〟が出てしまうようです。

変化やちょっとした生活上の変化……例えば引っ越しや自宅の新築。有職者なら昇格などのお目でたいケースがあるでしょう。

「知らない土地、知らない人たち…うまくやっていけるかしら?」

「たくさんの部下を抱えて、自分には重過ぎるポジションではないだろうか?」

環境の変化を真っ直ぐに受け止めた責任感はすぐに不安感を生じ、「落ち込み」へとつながってしまうのです。

時には気分が激しく上下し、周囲の相手に嫌悪感を抱き、激しい暴力を振るうこともあります。

しかし、本人はなかなか気がつかないことも多いのです。周囲の人は「近頃、何か変だな」と感じたら、適切な診断を受けなければなりません。痛みなどの部分的な症状に対処するための〝ドクター・ショッピング〟では解決しません。

できれば心療内科、最近ではほとんどの大学病院にある総合診療部を訪ねることをお勧めします。「鬱症」と診断されれば、副作用の少ない効果的な薬（ＳＳＲＩなど）を処方してもらえるでしょう。人によっては二〜三カ月、あるいは六カ月くらいで自然治癒することもありますが、多年にわたって苦しんでいる方も少なくありません。早く治療すればするほど苦しまずに完治の比率が高くなります。この病気に限ったことではありませんが、早期発見、早期治療が大切なのです。

○まず休め

人は多かれ少なかれ、天候と同じように気分の照る日、曇る日があるものです。

晴耕雨読という言葉があります。

「照る日は明るく、気分良く外に出て畑を耕しましょう。しかし、翌日は曇り、あるいは雨……気分も落ち込むかもしれません。そんな時は屋内で書を読みましょう」

読んで字の如しで、こうした内容なのですが、人生のんびり行こう、鬱病の場合はゆっくり身も心も休めようということなのです。

これまで一生懸命に働き続けてきた、気を配り続けてきた結果が病につながったのですから、休養が必要なのです。

身近な人間が部屋の中でボーッとしているのを見ると、一声掛けたくなるものです。

「怠けているんじゃないの？」

「もっと元気を出して!」

「元気出せよ!」

「張り切って働けば」

叱咤激励は禁物です。もともと生真面目な性格なのですから、〝善意の一声〟を聞き流すことはできません。

自責の念を強くして罪業意識を植え付け、突然自殺に追いやってしまうことがあります。十分に気をつけて上げる必要があります。

周囲の人は鬱を認めて受け入れ(受容)、豊かな気持ちで優しく対応してあげることが大切です。

ゆめゆめ、お尻を叩いてはいけません。そして、まず、かかりつけ医に相談しましょう。

ストレスを理解する

[語源]

老年期に限らず、ストレスという言葉は今や日常語となっています。

もともとは物理学用語で「外からの力に対する物質の歪み」という意味で用いられていました。

一九三六年、カナダのフランス系医学者、ハンス・セリエ博士が「ストレス学説」を発表してから、我々の生活と密接な関係を持つようになったのです。

ストレスは日常生活のいたるところに登場します。「どきっとした」とか、「びっくりした」……。

もう少し長い時間なら、「緊張した」「上がってしまった」などがあるでしょう。

これらの日本語はいずれも、身体的な緊張状態を表わす言葉ですが、実はそのとき身体内では脳細胞内分泌的には大きな変化が瞬時に起こり、系統的変化が行なわれているのです。

[良いストレスと悪いストレス]

病院に行って血圧を測ると、「今日はどうだろう?」とまず身構え結果にドキドキ緊張してしまうので、どうしても在宅（家庭）で測る血圧より二〇～三〇高めに出ることも少なくありません。

ストレスは人の心を動かし、自律神経に影響を与えます。その結果、血流を左右することになるのです。

家庭内の環境変化――不幸な出来事……死別離別などのつらいこと。

職場などでの人間関係――よく言う「ウマの合う人」「気詰まりの人」など。

職場では上司の注意や叱責で、ドキドキしたりじっとり汗ばんだりすることがあると思います。

それは、自律神経の中の交感神経の緊張によって、体内にカテコールアミンがたくさん出て、その悪さが身体に残ると、「風が吹くと木の枝が揺れる」と同様に、この摩擦が、いわばストレスの反応をよく表わしていると思います。

吹く風が強ければ木は大きなダメージを受けます（悪いストレス）。

そよ風なら、木の葉のざわめきも爽やかです（良いストレス）。

これには個人差があります。受ける風を「強い」と感じるか、「弱い」と感じるか、また「嫌だ」

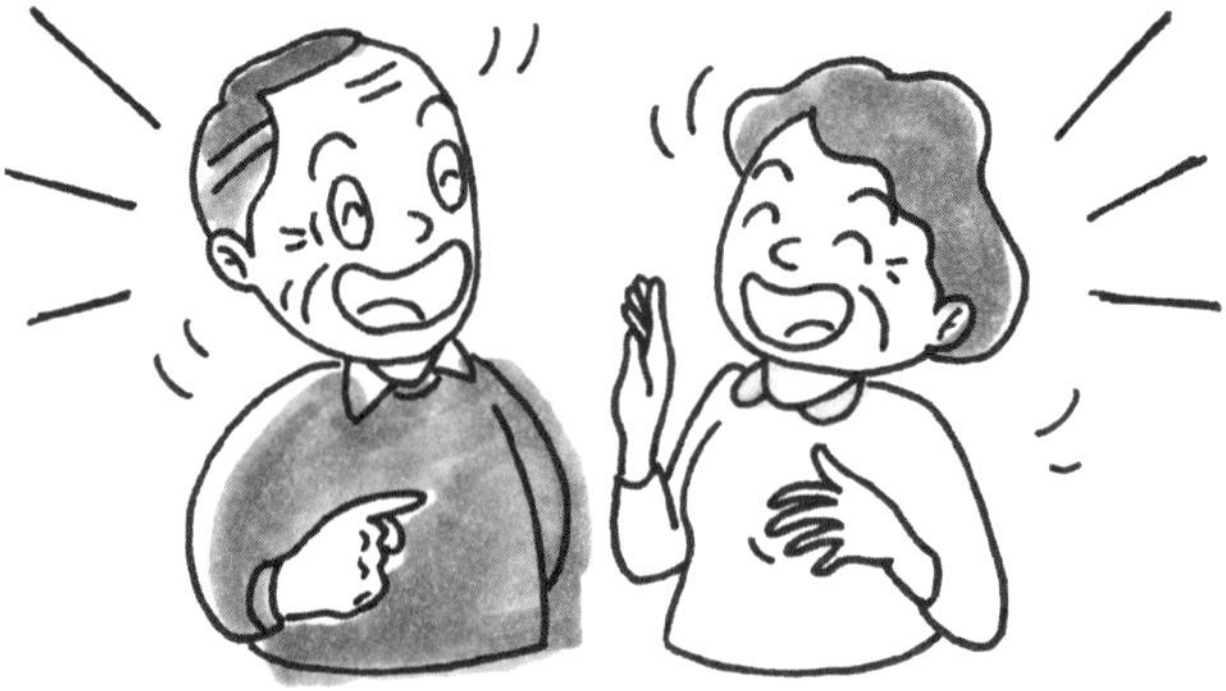

と感じるか、「心地よい」と感じるかで、ストレスの性質も変わってくるのです。よく言われる、ストレスに強い、弱いはここにあります。

人は長年、（悪い）ストレスにさらし続けられると動脈硬化に陥りやすいという報告もあります。

人は生活の中でそれぞれ、ストレス解消の方法を採用していきます。

愛煙家は、タバコがストレス解消と言います。

一杯のお酒、お喋り、カラオケ……気分転換の方法をいろいろ工夫しています。

それはとても大切なことです。私はストレス解消策には〝よく笑う〟ことが大切だと思っています。「笑う門には福来る」「一人のピエロは一ダースの薬種商に勝る」などのことわざ通り、〝笑い〟はストレスを発散し、心身の健康にとても良い影響を与えてくれるのです。

時には静かに綺麗な音楽を聴くなど、緊張を解きほぐす工夫を生活に取り入れることをお勧めします。

「やけ食いをして気晴らしをする」

こんな人もいるでしょう。たまにはいいのかもしれません。しかし、「欲求不満解消のために」となると、話は違ってきます。これはクセになる可能性があり、肥満につながる可能性大です。

……要はせかせかしないことです。万事やきもきせず、そわそわしないで、何事にもゆったり構えて暮らすことが大切です。

若いときから良い趣味を身につけたいものです。これは高齢期からの生活にメリハリをつけてくれるはずです。手仕事を覚えること、ペットの世話、ガーデニング……も大切なストレス解消法です。

その日のいろいろなストレスを、いつまでも身体に積み残さないようにしましょう。

活性酸素にご用心

［日光浴の落とし穴］
夏の日、小麦色に日焼けした肌は健康そのものであると表現されたものでした。
しかし、それも今は昔の話になりました。実際には身体にさまざまな悪影響を与えるのです。日焼けが過ぎると、陽射しの中の紫外線が「しみ」や「こじわ」の発生につながり、場合によっては皮膚癌の元になることが知られており、長時間の陽光は身体に悪いことがはっきりしています。炎天下での行動には日傘や麦ワラ帽子は必需品です。
酸素はもともと血液をきれいにして、細胞の活性を促すために大変重要な役割を果たしていますが、酸素の中の約二％を占める活性酸素が強く酸化の働きをするのです。この強い酸化作用が身体に悪影響を及ぼすのです。ご存知の通り、リンゴの切り口は放置しただけで変色して赤茶けること、磨いた包丁や鎌などの農具も長時間がたつと錆びることも、この酸化で起こっていることなのです。

活性酸素の活動は人間の身体に対して、次のようなトラブルを引き起こす可能性を持っています。

①細胞を傷つけて癌化を起こす
②悪玉コレステロールに作用して動脈硬化を進める
③遺伝子が傷つけられて老化を進める

[対策あれこれ]

活性酸素を避けるには、まずは日光を浴び過ぎないことです。これまで「健康のために運動を」と言ってきましたが、あくまでも「適度な」という条件付きです。過激な運動も活性酸素を強めるのです。

そして排気ガスなどの環境汚染は長期にわたって、活性酸素を通して身体に悪影響を与えます。

時折、森林浴をしたいものです。田舎へ行って、かすかな森の匂いを（フイトチンなど）嗅ぐことだけでも、空気のおいしさを感じるでしょう。もちろん、身体のリフレッシュになるの

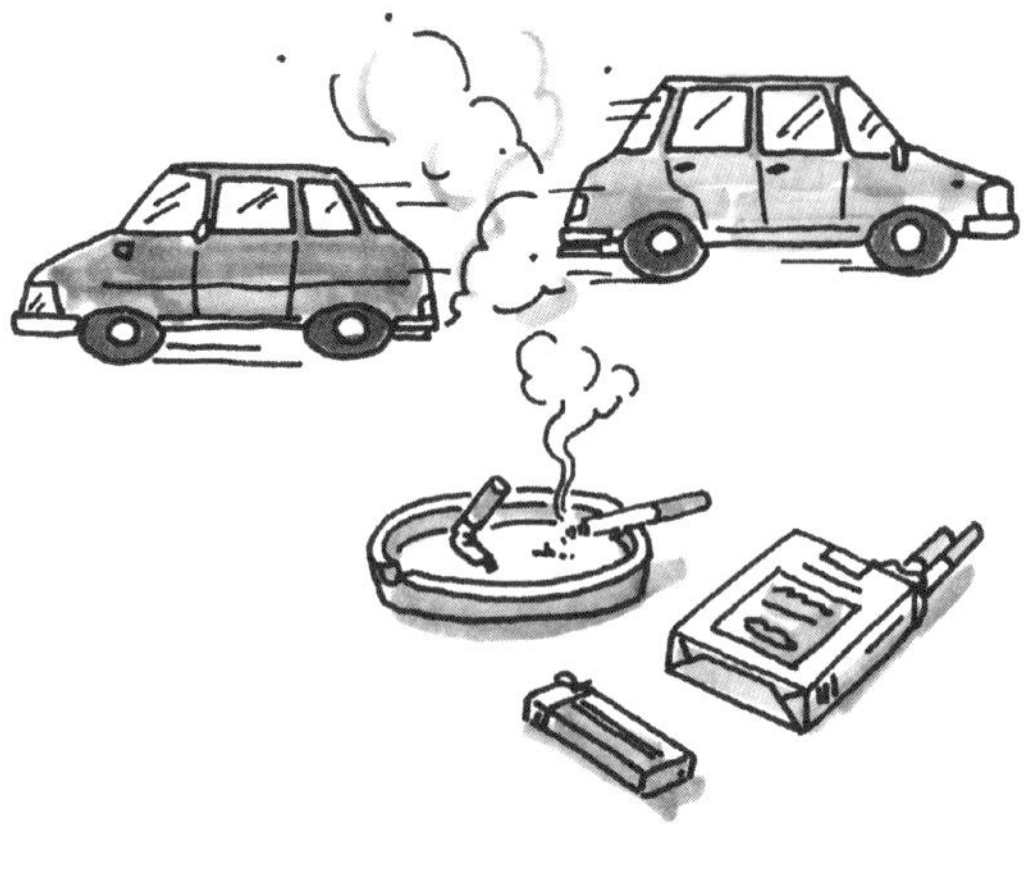

ですが、併せて環境汚染の実態も再認識することにもなるでしょう。

抗酸化剤と言われるビタミンEやCそしてビタミンB群は直接、間接的に身体に良い作用を示します。ただ、量的にはとてもたくさんの量を必要とします。

植物性のβカテキンやポリフェノールなどの植物性食品、栄養補助食品などはそれぞれ抗酸化作用を通して抗菌作用、抗腫瘍作用、抗血圧上昇作用がうたわれています。野菜や果物などの食材をいろいろと取り入れることがサプリメントより効果的です。

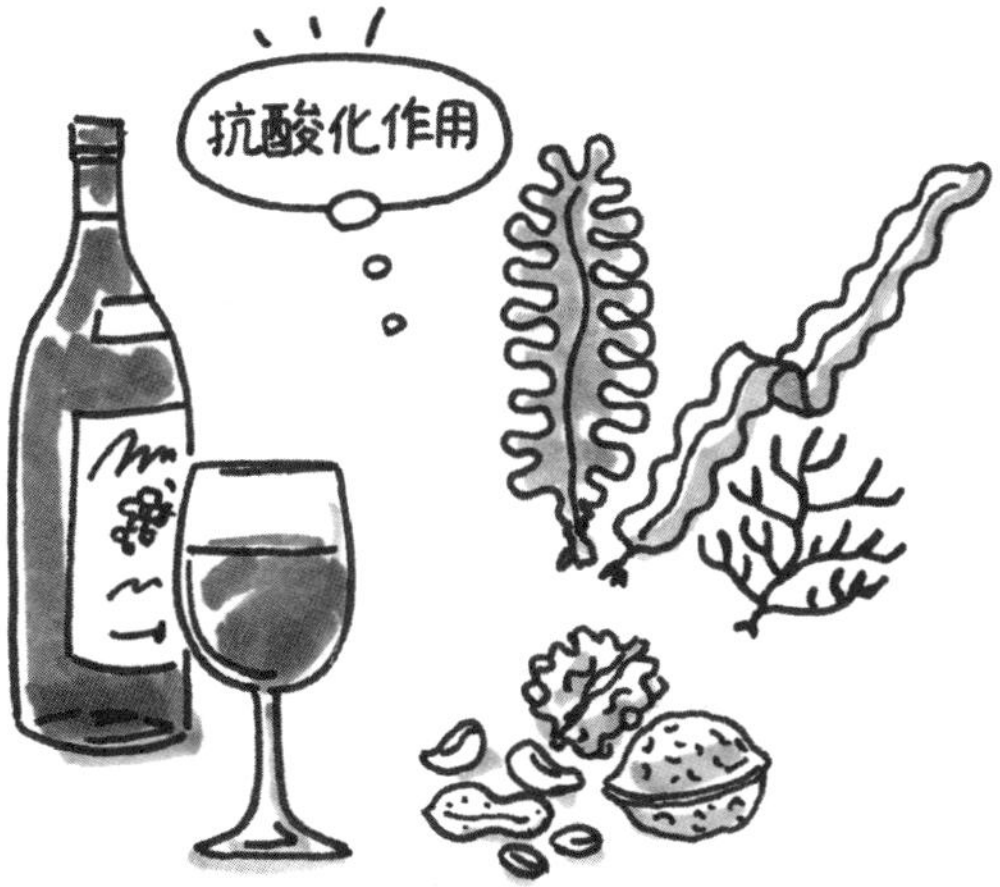

また有名な赤ワイン、ナッツ類、海草類にも強い抗酸化作用があることが知られています。

食卓のポイントは一点豪華主義的ではなく、少量多品目を心掛けて下さい。皿数を増やすことです。それにより多種の食材を取り入れることが活性酸素の悪さを解きほぐすこととなる大切な智恵です。

若々しく老いるためには、血管を若々しく保つ工夫が大切なのです。

不義理の勧め

[諸行無常]

年を取ると、櫛《くし》の歯が欠けるように、思いもかけず、ある日突然知り合いの訃報が届くことがあるものです。

仲の良かった友人でも、生前の深い、浅い……お付き合いはともかくとして、例えば多年の刎頸《ふんけい》の友であって、お互いに「お前が死んだら、俺が葬儀委員長をしてやるぞ」と言い合った仲などのごく親しい人をも含めて、人生一寸先は闇です。

「諸行無常、盛者必滅、会者定離」

まさにこの言葉の如く、命のもろさ、人生の変転の有り様、儚《はかな》さを、そのたびに自覚するものです。

しかし、だからといってそのたびごとに落ち込んでばかりいてはいけません。

寿命と言われるように人の世の運命は正に神のみぞ知ることであって、人智の遠く及ばぬ天命ということを知らなければなりません。

極限である人の生死は神の御加護や仏の庇護に委《ゆだ》ねて、私たちはまさに精一杯努力して……人事を尽くして天命を待つ、という気持ちで生き抜くことが大切だと思います。

人事とはここでも私たちの「一〇〇の一〇」のキャッチフレーズです。いつもその心意気を持ちましょう。

心理的には肉親との愛別離苦（特に死別）は、ストレスの中でも最もレベルの高いショック的出来事です。

（※愛別離苦《あいべつりく》＝独生……独り生まれて来た我々は、独死……独り死んでいかなくてはならない。その間にいかに多くの人に出会って愛し、親しみ合おうとも皆別れて行くことになる）

でもちょっと待って下さい。

人の世はまさに運命という一つの赤い糸、あるいは一条のレールともつかずに定められ、決められており、その敷かれたルートがある、というような経験談も聞くことがよくあります。

信仰心の厚い人が正月の初詣の帰途や、おめでたい婚礼の帰途……交通事故で亡くなる、という報道が時々あります。本当に人生はいろいろと思いもかけぬことが起こるものなのです。

［不祝儀対策］

高齢になってからも人生には、いろいろな義理やしがらみがあります。それでもその葬儀には八十歳を超えた高齢者では、できれば丁重な御香料や弔電や弔文をお送りすることは別として、葬儀には欠礼したほうが良い場合が多いのではと考えています。

例えば冬の寒い夜、冷えた御堂でのお通夜のお勤めは、高齢者の体には応えることが大きいのです。

［まずは自分自身］

「不義理の勧め」を直接的意味でとらえられるのは本意ではありませんが、高齢者にとっては深い思い出に浸り、友との弔意の表わし方にもいろいろな形があると思います。出席、欠席にかかわらず、言葉では表わせない心情としてお悔やみ致しましょう。
高齢化社会では、見送られる友人も、見送る私たちも十分に高齢です。それだけに……。
「見送って寂しい居残り組になったけれど、私たちの時はどうでしょうね、こんなに集まってくれるかしら」（Aさん）
「そうネ、残された今日の葬儀の遺族のお子さんが、（亡き）親の時の義理返しにでも、どうしても行かなければと、私たちのお通夜にも来てくれるかしらね」（Bさん）
「…うん…ちょっとね、遺族はほとんど忘れ去ってしまうでしょうね」（Aさん）
「……まあ、いいや人生一期一会のうちだわね、私たちの後生は私たち自身、友人皆見届けて見送ってやるわよ…それでよいかもね……」（Bさん）
出席者のケースでは、こんなやり取りにもなるでしょう。
そうです。それが供養です。功徳にもなるでしょう。
その意気なのです。「一〇〇の一〇」まで皆さんを見届け、心より供養して上げるという心意気で仲間と長生きいたしましょう。
またたとえ欠席したとしても、供養の心が大切なのです。高齢者にとって一見不義理であったとしても、社会通念からはずれるような不義理ではないのです。あなたの心に故人への熱い思いは刻まれていくことでしょう。
因果応報という言葉もあります。倫理的には良いことの積み重ねの報いは良いこととして、いつの日か廻ってくるに違いありません。

大体において高齢者の他界は厳しい季節に起きるものです。真冬だったり、真夏だったり……。身体的な影響もさることながら、現実的にはその身につまされる葬儀にはできるだけ、その機を避けたいものと思っています。

江戸時代に生きた〝半僧半俗〟の俳人、良寛の辞世の句があります。

「散る桜　残る桜も　散る桜」

遅かれ早かれ、寿命は必ずやってくるということを詠んだものです。

もちろん、このことは常に受け止めておく必要があるでしょう。

しかし、そうだとしても、私たちが提唱する「一〇〇の一〇」まで、残る桜の年月の一日でも長く……。健康寿命に対する努力を一つの信念、生きがいとしていきたいものです。

Ⅳ　長寿への食事革命をお勧めします

日本の伝統食へ還りましょう

［高脂肪食の上陸］

終戦までの日本食は栄養学的には糖質が主体であり、低脂肪、低蛋白質的なものでした。それが終戦を境に大きく変わることになったのです。

一九四六年（昭和二十一年：終戦翌年）、窮乏のどん底にあった戦後の日本国民の食糧事情は米国主体の占領軍の援助によって救われました。一つには脱脂粉乳大量提供でした。これによって食糧危機の改善が図られた反面、その後、長期にわたって日本食には脂肪が年々増加することになって、今日に至っているのです。

疾病構造の変遷を振り返ってみると、一九七一年の日本へのマクドナルドの上陸に続いて、一つのポイントはほぼ一九八〇～一九九〇年代とすることができます。以後、現代の生活習慣病へとつながってくるのです。

ご存知の通り、現在では癌についで、動脈硬化を原因とする心疾患（心冠状動脈梗塞）や脳梗塞、脳卒中が増え、その起因となる「高脂肪——高コレステロール血症」が生活習慣病として、社会問題となっています。

それもこれも日本食の米国化によって、となるのですが、ここで興味深い話をご紹介しましょう。戦後の日本人と米国の男女のコレステロール値の年代的比較です。年ごとに日本の男女のコレステロール値が上昇し、逆にそれまで高値の米国のそれが下降して、両者は一九九〇～二〇〇〇年には交差して次第に逆転傾向にあることがはっきりしているのです。米国は一九六〇年代、早くも日本食の良さに着目したのです。

日本国内の栄養調査の実態調査では、概して日本人の食事は欧米型というよりも英国型に近いと言われます。しかし、年次的推移では一九四六年以降は前述の通りで、急速に米国型へと進んだのです。一九五〇年代～一九六〇年代と脂肪の摂取が年々高まります。同時に高度成長下に至って、高蛋白、高脂肪食へと次第に移行……運動不足と逆比例していわゆる飽食と言われる時代になったのです。

そこには生活様式の変化も見逃せません。生活を便利にしたさまざまな電化製品、そして車社会などなど、高カロリー、高脂肪の食事に運動不足、肉体労働の減少と重なれば、肥満傾向にならない方が不思議です。

今日の生活習慣病の最たるものである高中性脂肪、高コレステロール血症や高血圧症、そして肥満は特に食生活の変化と生活様式の変化の積み重ねを背景として起こってきたものなのです。したがって食事を含めた毎日の暮らし方によって〝自分でつくってしまった病気〟であるとも言えます。

それらはまず動脈硬化を基として、心冠状動脈梗塞や脳梗塞、糖尿病の原因となることについては新たな説明は不要と思われます。

しかし、こうした病気・疾患は高齢者の「ＡＤＬ」「ＱＯＬ」に多大な影響を及ぼしていることを再認識しなければならないのです。

［便利な食生活のツケ］

日本人の生活様式の変化は、コンビニエンスストア、スーパーの巨大化や外食産業の隆盛に象徴されます。ファーストフードの普及と急増です。

平成十四年秋……ある調査によると、コンビニエンスストアの利用者は、単に若年者に集中せず、中・高齢者にまで浸透していることが判明した、ということです。核家族化という社会背景の中で、独居性を余儀なくされた中・高齢者が、「少人数だから手軽に」と、ファーストフードを選択してしまうのでしょう。

その結果、自然に糖分、脂肪の多い、そして高塩分の食生活となっているのです。

全世代にわたってファーストフード化が進む。古来より続いてきた日本の市民生活の衣食住の中で、食の変化には誠に重大な変化が起こり、揺らいでいることを知って、愕然としたのは著者一人ではないはずです。

また、ここ数年食材そのものではなく、その周辺に関する要素でトラブルが多発しています。ゴミ処理問題から登場したダイオキシン、輸入野菜と農薬。さらには肝機能障害をもたらすダイエット用のサプリメント……などなど、飽食の時代の別の断面を見せられることにもなったのです。

市民生活は刻一刻と多様化、複雑化の様相を呈しています。〝医学の父〟ヒポクラテス（紀元前四六〇年頃小アジアのコス島に生まれた）が「自然の大切さ」を説いてから今日に至るまで、環境と生物の生存に影響する問題には多くの相克の歴史があります。

ヒポクラテスは次の言葉を残しています。

「病気を治す力は自然治癒力で、医師や薬は手助けに過ぎぬ。この力を増すものは健全な食と運動と精神である」

健全な食は、健全な環境が生み出してくれるものです。しかし、生活が便利になるにつれ、あるいは便利を追求するあまり、〝真理〟を忘れてしまいがちなのです。

空気、水、土壌は人にとってごく身近な環境であり、なくてはならない存在です。当然、飲料、食糧に至ってはそれらの影響を強く受けることは自明の理ではないでしょうか。

そして、その自然環境は寒暖、乾湿など、その地域の気候風土によって、違いが出てきます。そうした背景の中でその地域の水が誕生し、河川や土壌が形成されるわけです。こうして考えを進めていくと、我々が日常生活を営んでいる自然環境はとても奥深く、かけがえのないものであることを再認識させられるのです。

[伝統食とは]

各種の文明や工芸、食文化を誇る京都の文化は一朝一夕にしてできたものではありません。食事、工芸、染織……京都に限ることなく、それぞれの地域の産物のことごとくはその素晴らしい地下水や土壌によって起こされた結果として考えられます。

食べ物の歴史に目を向けてみましょう。

ヒトは地球上のあらゆる生物の中でいろいろな動物の生活を超えて、まず食料を手に入れる智恵を発揮して、その栽培手法をも手にしました。それもやがて四季を越えて、今日ではいわゆる旬を無視してとめどない栽培技術——温室栽培技術にまで至ったのです。

農作物だけではなく、肉類もしかりです。狩猟はやがては牧畜へとつながります。

牛乳から乳製品として蛋白、カルシウムを手にしました。

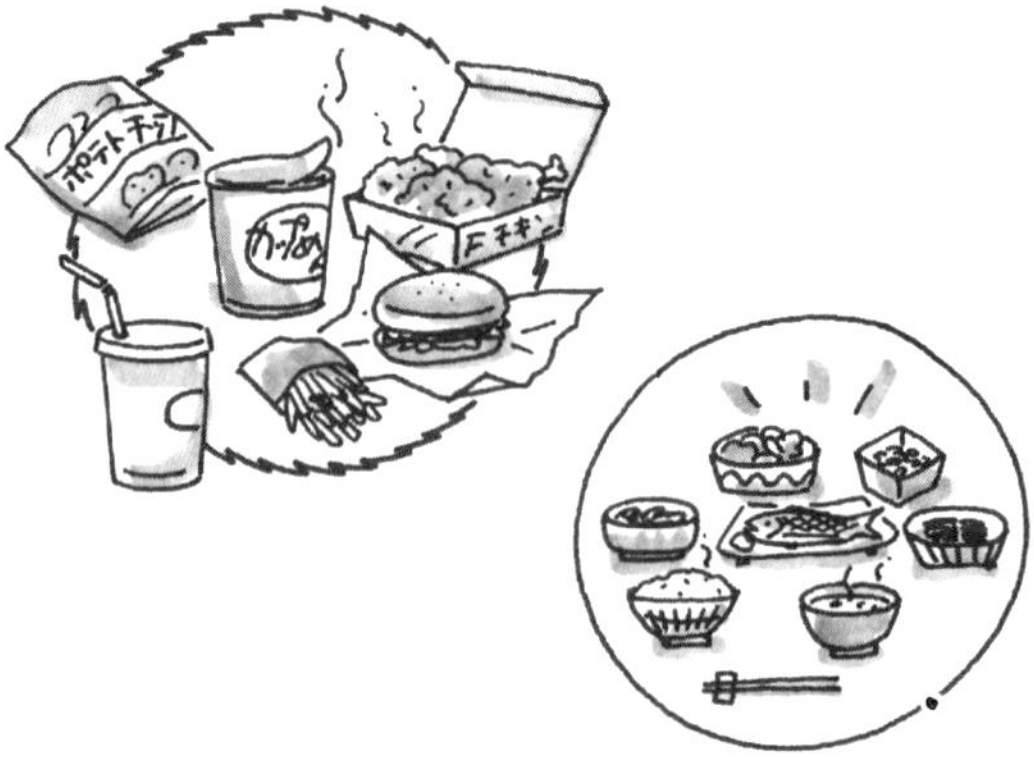

既製品（インスタント食品）より日本の手作り食へ

高蛋白、高脂肪の供給源としての牛、豚、山羊、羊から家鶏まで、あらゆる肉類を手中にしたのです。その加工技術の発展もめざましく、いつでも欲しいときに肉類を食すことが可能な環境となっています。

我々の住む日本は四方を海に囲まれ、海の幸、山の幸……四季折々の恵まれた食材によって、健康を支えられてきました。日本人の身体はそうしたものによってバランスが取られてきたのです。それが、特に戦後からの生活様式の変化によって、アンバランス化してくるのです。ご承知のように日本人の腸は西欧人のそれと比べて長いのですが、それは米穀類や菜食中心の歴史によってなのです。西欧風食事の導入はトラブルを起こさない方が不思議かもしれません。過食はやがて「肥満」と、その逆の「痩せ」の発生を生んでしまったのです。

伝統食とはその地域に住む人たちの〝健康食〟と言えます。

そしてその原点は手作りであり、食事の場は「一家揃って……」で、家族団らんの場であったのです。「好き嫌いをしない、食べ残さない」などなど、年長者からのメッセージは、心身への健康アドバイスでもあったのです。

［コンビニ・シンドローム］

しかし、高齢少子化、男女雇用促進化……日本の社会環境の変化はその伝統を壊し、新たな社会問題を生みつつあります。経済的な側面から夫婦共働きの急増という現象は仕方がないことではありますが、その結果としてコンビニストア、外食産業への依存がますます高まっています。そしてそれは子どもたちのお弁当、小夜食に反映し、〝伝承〟を必要とすべき年代に孤食環境を強いることにもなっているのです。そしてそれらは、成育する子どもたちの心身の発達や躾、教育にも影響しています。

また前述の通りで、独居生活となっている中・高齢者にもファーストフードの波は押し寄せていますす。もちろん、中・高齢者は「手作りの食事」が良いことは理解されているでしょう。しかし、どうしても「少人数だから、簡単に」となってしまうのです。

便利で手ごろな商品価格。ここにも落とし穴がありそうです。

商品は経済の効率性を求めた大量生産によるものです。また腐るのを防ぐための防腐剤や、冷めても美味しく……のために、さまざまな工夫がなされています。その結果、知らず知らずのうちに塩分、糖分、脂肪分などを過分に摂取することになります。

若者にとっては日常食とも言えそうな、ポテトチップやフライドポテト、トリを揚げたファーストフードには、多くの動物性脂肪、偏った安価な植物性脂肪油が含まれています。

本来の食事は「手軽に空腹が満たされればよい」ではなかったはずです。

体調・体質の変化は心にも大きな影響を与えます。非行の低年齢化の一因と言えます。

高脂肪食品の恒常的利用は、確実に身体を蝕《むしば》みます。

一九六〇~七〇年代にかけて、米国では市民の高中性脂肪、高コレステロールの推移が肥満と高血圧、心臓発作死につながっていることが警告されました。日常の食事に原因があることに気がついて、当時すでに日本食のよさが認識され、その取り組みが行なわれたのです。その結果、米国では心冠状動脈発作死が減少しだしたのです。

こうした米国の流れに対して、日本ではその頃からファーストフード化や高蛋白質、高脂肪食が進んだのです。言うなれば食事の洋風化が一般化するとともに、高中性脂肪、高コレステロール値の顕著な上昇が見られ、一九九〇年には女性のコレステロール値が米国のそれを追い越し、二〇〇〇年には男女とも米国のそれを逆転してしまったのです。

日米の平均血清総コレステロール値の比較（成人）

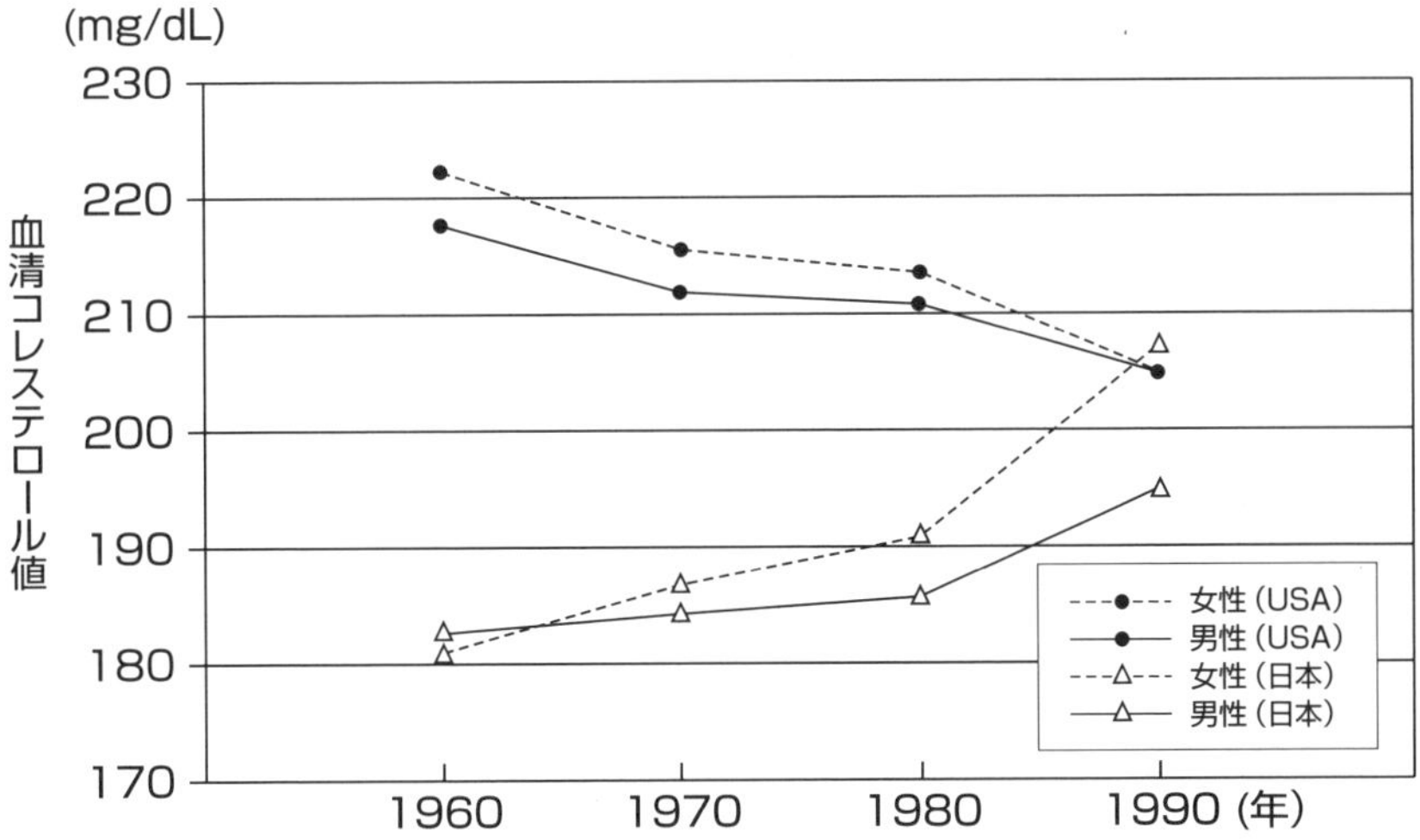

U.S.A.：米国国民健康調査（NHES）、米国国民健康栄養調査（NHANES）
日　本：第3次、第4次厚生省循環器疾患基礎調査（1980年、1990年）

動脈硬化、糖尿病、脳疾患、中性脂肪などについての講演会の度に各学者から呈示されますが、日本の伝統食の危機の背景として、今やとても説得力があり、そしてポピュラーな表ということができます。

皮肉な話ではありますが、ともかく日本食のファーストフード化はさまざまな生活習慣病の起因となっているのは間違いないところです。高血圧症、高脂血症、そして糖尿病、さらには運動不足が拍車をかけての肥満……。

ヒポクラテスの時代に戻って……は少々オーバーかもしれませんが、さまざまな社会問題を改善・解消するためには、まず、食の見直し・改善に着手しなければならないと確信しています。それにはまず何よりも今、日本人が捨て去ろうとしている手作り日本食への回帰です。

スローフードの勧め

数年ほど前からイタリアの一農村に興ったスローフード運動は今、世界的な共感を呼んで広がりつつあります。

地中海沿岸沿いの産物を食材として手作りで調理し、ゆっくり時間をかけて家族、近隣の人々の団らんのもとに食事をする、という考え方です。

伝統食の見直しであり、食事を本来あるべき姿に戻そうという運動です。

日本の現状を見るとき、大変有意義な考えだと思います。

［スローフードとは］

1．生活習慣病の防止

2．ファーストフードより手作り運動への回帰

3．食の均一性（均質化）の防止と少量多品種の食材、食品の利用

①古い、あるいは新しい質の良い食材と食品の発掘と再評価

②見捨てられ消滅しようとする地域独得の食品を再評価していく

③時代とともに変わってしまった食品の調理法などの本来のあり方の再吟味

4．そして日本古来よりの伝統食の良さを（おふくろの味）食文化として再生する

四方を海に囲まれた日本は、このイタリア発の運動を自然環境的にも、そのまま導入することが可能ではないでしょうか。

日本には古くから「身土不二《しんどふじ》」という概念があります。もともと、この言葉は仏教とともに中国から伝えられたもので、キリスト教の聖書にも「人は土から生まれ、土に還る」という記載があります。私たちの身体は、その土地の土からの産物と不可分であり、それは多くの食材が地域に産し、人がそれを利用することによって心身が養われるということです。

食養生はまさに地域と季節（旬）によって栄養されることをいっています。それら地域は居住区の一六キロ四方と考えられています。すなわち、今日で言う、まさに「地産地消」なのです。

しかしながら、今日では我が国のほとんどの食糧、食材は広く海外よりの輸入に仰いでいるのです。主食、副食共に例外なく、食材によって三〇～一〇〇％という数値を示しています。

［草の根運動］

我が国の伝統食の歴史は古く、縄文時代より残された優れた食材が知られています。それらの多くは季節ごとの〝ふき〟や〝わらび〟などの山菜であり、あるいは露地に、あるいは庭先につくられてきたものなのです。それはミョウガ、ニラ、大根、人参、シソ……などであり、和食の副食の中核となっているものです。

また、忘れてならないのは栄養、ミネラルの宝庫とも言うべき、海からの食材です。コンブなどで代表される海藻、魚肉などです。

スローフードの普及・推進の草の根運動を展開しています。伝統食を守り、若い人たちに食味教育を行ない、地域より伝統食の食材を発掘していこうというものです。そのために、共通の認識を持つ仲間を増やしていきたいと考えています。

運動を展開してまだ日が浅いところですが、現在、人脈を辿って「札幌・当別・東京・大阪・鹿児島・沖縄」とネットワークを結んでいます。その中で小規模ながらアンケート調査を試みたのです。

①手作り食
②副食は購入している
③コンビニエンスストアを利用する
④デパートの食品売り場を利用する

その結果……まだ少数例で四五一名の調査に過ぎないかもしれませんが、「副食は購入」は次のような数字となったのです。

十～二十代　五五・九％
三十～四十代　四九・六％
五十～六十代　三一・八％
七十歳以上　二七・九％

地域的には全国的に差があり、都市より田舎ではなお、伝統食の生活が多いことを知ることができたのですが、それにしても七十歳以上の三〇%近くの人がファーストフードを利用しているという事実は、大変な驚きでした。このように中高年齢層が多いという事実は、伝統の日本食にとって大きな危機感にとらわれてしまいます。

しかし、うれしい反応もあります。それは「時間がなくて三食とも外食や購入品に頼っている自分を反省するよい機会だった」という若いサラリーマンからの便りでした。

若い人でさえも、手作り食の良さを理解しているのです。

やはり、事あるごとに伝統食の復活、その意義について訴えていく必要があると痛感しています。

[長寿食]

二〇〇二年の長寿年齢の調査では、平均寿命のトップは女性では沖縄県、男性では長野県となっています。いずれも男女とも約三年近く日本人の平均寿命を上回っています。その逆に平均寿命より短い県は男女とも青森県とされ、ともに約三歳近く短いものでした。

気候や風土による地域差があると考えられますが、数多くのいろいろな調査や報告では主としてその地域の長寿食が語られているのです。

それらの報告で今見直されているのは、「高蛋白質、低食塩食」でコレステロールも比較的少ない食材や料理……という共通点があります。

年々、若年世代で高脂肪食が進み、概念的には食の欧米化が進んでいますが、長寿地域では伝統食が多く認識されています。

長野県佐久市の高齢長寿夫妻の食事、食材を見ると、ごく自然のものを好き嫌いなく食べ、肉よりも地域の川魚などで蛋白質を補っています。それは、どじょう、フナ、いなごなどと多種類にわたっています。

……要するにバランスよく何でも食べているわけです。こうした伝統食に科学的要素を加えれば、大切なことは運動（労働）ということになります。

長寿地域では一様に高齢者の就労率が高いことが挙げられます。それは農業で作物を出荷して、収入にかえられることが高齢者の生きがいとなっている、ことが要因でありそうです。

高齢者が生きがいを持って仕事を続ける……高齢化社会では、まことに歓迎されるべき環境ではありませんか。

DHAとEPA効果

［タマちゃんを見習う］

「十四年の冬は暖冬」という予想を裏切り、全国的に厳しい寒さが襲来し、それも長期にわたりました。本州のあちこちでも珍しいくらい、降雪が見られることが多かったものです。

その冬の入り口のある日、従来考えられなかったアゴヒゲアザラシの赤ちゃんがなんと温帯のど真ん中の東京の多摩川にやってきて棲みついて年を越し、神奈川の帷子川に移動して棲みついたのでした。その愛らしい風情から、「タマちゃん」と名付けられ市民各年齢層の人気を集めたのです。不況の続く暗い世相の中で、人々の心の癒しにつながる、とても愛らしい出来事でした。

それは一時期公害で汚染された東京湾が河川を含めて一段と浄化が進み、極地の棲息動物も棲みつけるくらいになったのです。それはタマちゃんの餌となる魚も棲めるほどきれいになった、という証明でもあるでしょう。同じ頃、やはり東京湾につながる河川でボラの大群が出現して話題になったこともありました。

このように我が国の環境が好転していることはとても嬉しいことです。


タマちゃんの〝故郷〟はご存知の通り北極圏で、青魚のイワシやニシンを主食にしています。同じような地域にはイヌイットが生活していて、オットセイ、アザラシ、鯨などを〝伝統食〟としています。彼らには動脈硬化に基づく生活習慣病が少なく、心臓死の少ない世界の長寿民族として知られています。

これは「彼らが間接的にではあるが、日常的に青魚を取っていることが要因」と判明しているのです。

青魚の目玉の裏側のゼラチン質にはＤＨＡ（ドコサヘキサエン酸）と多価不飽和脂肪酸のＥＰＡ（エイコサペンタン酸）がたっぷりと含まれているのです。

それらはコレステロールを抑えて生活習慣病の予防にも効果が見られるという多くの報告があります。それに基づく脳、心疾患の治療についてのその有用性が、予防も含めて脳や心臓に効果的と言われています。

約二〇～三〇年前、千葉の農村と漁村を対比した大規模な栄養学的調査が行なわれたことがあります。

漁村の栄養は農村に比べて高蛋白、高脂肪、高ミネラルであることが分かりました。それはやはり、漁村では魚肉を日常的に食べることが多く、一日三食魚肉……という報告すらありました。

これに対し、農村では魚肉はせいぜい一週間に一度くらいでした。ここに栄養学的に大きな違いが出てきたのです。

その結果、漁村における栄養の摂取量は蛋白質も、脂質も多かったのですが、心疾患や脳血管障害の発生が農村に比し、非常に少ない……という事実が浮上してきたのでした。

もう一つ例を挙げましょう。

獣肉を〝伝統食〟とするデンマークでは、生活習慣病を元とする心筋梗塞、脳梗塞での死亡率が高いと言われています。これはまあなんと、アザラシなどの魚肉を主蛋白源とするグリーンランドのイヌイットの七倍……ということです。

私たちの「一〇〇の一〇キャンペーン」の三種の神器の一つとして、手作り食に取り組みたいものです。

ネバネバ血液は毛細血管の出口入り口を塞ぐことにつながります。脂肪肝や糖尿病は、ネバネバ血液や高中性脂肪血の人がなりやすく、それらの人では検査値が正常範囲内でも起こり得ますから注意いたしましょう。

○血液ネバネバ度上昇への注意点

①強いストレスは血小板の凝集を上げます。

②食べ過ぎも血小板の凝集を上げます。糖質と果糖（果物）、砂糖、アルコールの取り過ぎもいけません。しかし、アルコールは少量であれば良い点も多いと言われています。

③ストレスは、白血球の粘着能を上げ、活性酸素の働きをより活発にしてしまいます。

④おすすめ食品は、よく言われている分かりやすいフレーズでは、

オ（お茶）**サ**（魚）**カ**（海藻）**ナ**（納豆）

ス（酢）**キ**（きのこ）**ヤ**（野菜）**ネ**（ねぎ）

があります。これらの食品にはそれぞれに血液をサラサラにする働きがあります。

⑤適度の運動も必要です。一日八〇〇〇歩から一万歩と言われています。つまり、食事と運動が重要なのです。

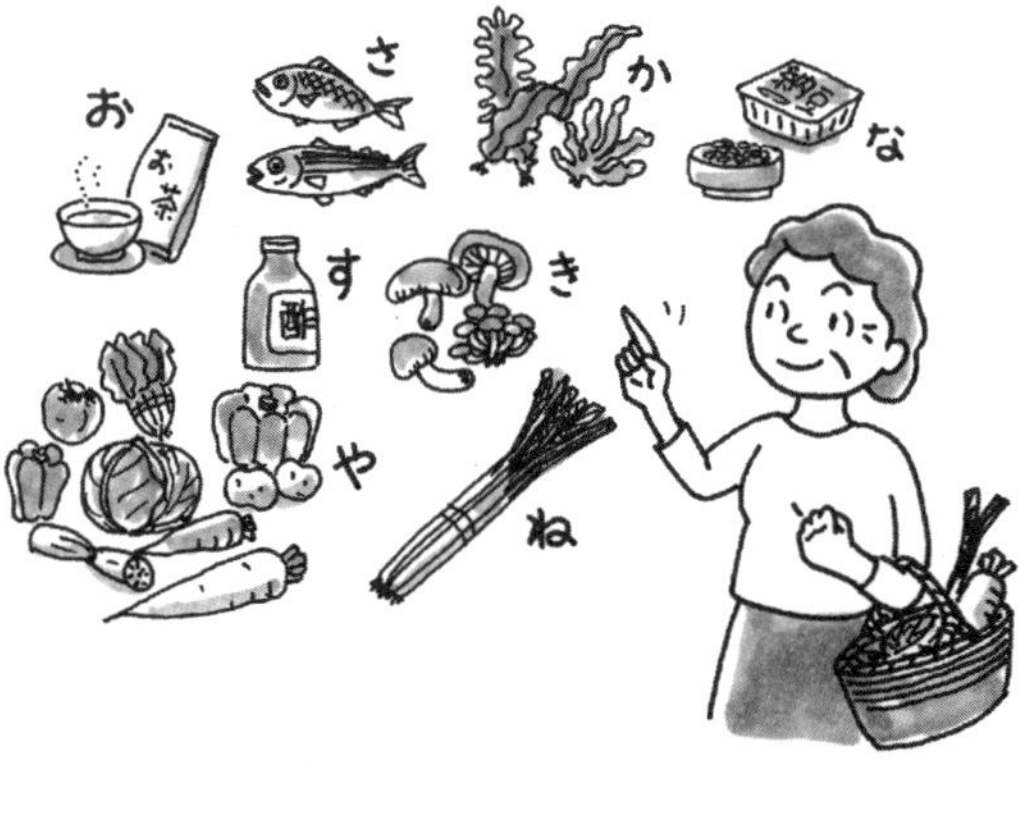

［三眼の処世訓］

世に「三眼の処世訓」という考え方があります。通常の両眼と、そして額にもう一つの眼を意識しなさい……という意味です。

外食で食べる食事も、医師から処方される薬も、あるいは多く商店で流通するいろいろな商品も全てその基本は三眼の理論で成り立っています。

①生産者→②中間流通業者（商業者）→③受益者（消費者）の三眼です。

教えでは、「物事を起こす際には隅々まで確認しなければならない」なのですが、現実にはそれぞれの立場の一つひとつの眼が連携して、事が運ばれています。

例えば、医師は患者のために薬を処方しますが、その製造現場を見ているわけではありません。薬を製造するのはメーカーで、そのメーカーは医師の処方現場を見ることはないでしょう。そして処方された薬の提供を受ける患者は、両者の仕事を見ることはまずありません。

「医薬品メーカー→医師→患者」は信頼関係で成立しているのです。

メーカーは〝双眼〟で薬を作り、医師は〝隻眼〟で仕事をし、患者さんは両の眼をつむった……言わば、〝閉眼〟で服用している、というたとえなのです。

三眼の処世訓とは全く信頼関係に裏付けされた生産者→中間流通業者（商業者）→受益者（消費者）の三者の良い信頼関係を基本として、成り立っていることを考えなくてはなりません。

要するに、人世は信頼関係が基本と考えるべきです。あらゆる現代生活で流通する商品は、食品を含めて全てに通用する例です。そのために、お互いに信頼関係が大切なのです。

最近では狂牛病を発端として、食肉の生産地やお茶、そば、魚類まで産地が問われています。

先に述べました、タマちゃんの食事は多くの場合、イワシやニシンなどの青魚類です。

北極圏で生活してきたイヌイットはアザラシやオットセイを〝伝統食〟としてきました。彼らには動脈硬化に基づく生活習慣病が少ないのです。

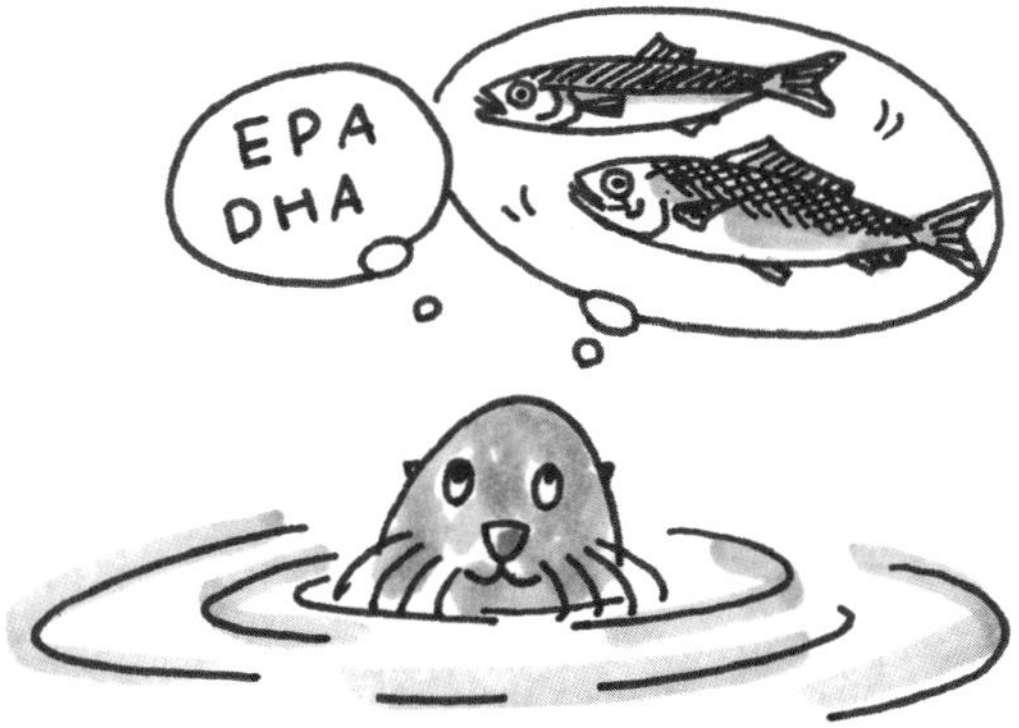

それは「ＤＨＡ、ＥＰＡが有効に作用している」からだったのです。

私たちは、こうした〝治験例〟を承知しているので、安心して（閉眼で）、ＥＰＡを処方し、服用することができるのです。

といっても、全て誰かに任せっきりではいけません。

私たちはいつもパッチリ両目を開いて世の中の変化、政治や環境や日常生活の健康についての、「一〇〇の一〇」の先行きに役に立つような、より良い情報を少しでも取り入れていくべきだと思います。

一つには頭の刺激として受け入れ、一つにはそれを批判できる知識と判断力を身につけて選択していきたいものです。

V　百寿越えの免許証《ライセンス》

世代を超えて考えるために

現代社会に生きる私たちは、前期（六十五〜七十五歳）、後期（七十六〜百歳）までの高齢者が、今、毎日取り組まねばならない生き方を生活習慣病というテーマで説き続け、そのための解決策を皆さんと一緒に考えてきました。この章では、そのまとめとしてそのポイントをもう一度考えてみたいと思います。

生活習慣病は単に中高年になってから突然起こるものではありません。またその暮らし方は単に若々しく美しく生きる高齢者（六十五〜百歳）だけの問題ではなく、同じ環境で生活しているのですから、若年・壮年期の皆さんにとっても、決して無縁のことではないのです。今すぐにでも気がついて、実生活に生かしてゆかねばならないことだと考えています。

つい先頃、一〇年ぶりで来た四十四歳の女性は、まだ生理も順調ながら、昨年四十三歳で脳梗塞に罹患《りかん》したとのことです。私はとても驚きました。医学常識では動脈硬化の発生には男女差が明確であり、五十歳以降の高齢者でも動脈硬化を中心とした高血圧、高脂血症、動脈硬化、糖尿病、虚血性心疾患、脳梗塞などの発症は、女性は男性と比べて少なくて遅く、更年期の女性でも有経（生理がある）女性ではほとんど見られません。五十歳閉経後になって初めて、それも更年期の遅発症状として言わば老年期（五十六〜六十五歳）に発生して、男性並みになるという考えが一般的であり、実態もその通りでした。ところが彼女はまだ有経中なのに、すでに一年前に脳梗塞に罹患したとのことです。

どのように暮らしていたのかを聞いたところ、食事はこの一〇年来、連日肉食を中心とした脂っこいもので、喫煙をし、多忙に任せて重労働。それだけにストレスがとても多く、その解消にタバコは二〇本以上、飲酒もしていました。まさに働き盛りの男性並みのライフスタイルで、仕事の都合上、夜の食事は午後一〇時頃。そして食後はすぐ臥床して寝てしまうとのことです。このような暮らしの積み重ねでは、有経女性の女性ホルモンの持つ血管保護作用でも間に合わないのではないでしょうか。

「人は血管とともに老いる」とは、この本の始めからご説明しているメインテーマです。また、この頃では比較的若年男性でも心臓・脳血管障害が多いという事例を耳にしますので、もう一度、

①高血圧

②動脈硬化症（高脂血症、高コレステロール血症、動脈硬化症）

③糖尿病

と続く生活習慣病をよく皆で理解し、そしてその終着点である心不全、脳梗塞の発生を防がなければならないと考えています。

生活習慣病の実際

［中性脂肪］

ファーストフードなどの現代の食生活で、あまりにも多い高脂肪、高蛋白、高糖分、高塩分の上に運動不足が一般化しています。それだけに糖尿病の検査は、空腹時の血糖値より食後高血糖を、また動脈硬化につながる高脂肪血も食後高脂肪血（異高脂肪血）を測るべきという意見も出されてきました。誠にもっともなことと思います。

その一面には座っていても、何でも済んでしまう現代生活の利便性と、あまりにも溢れ返っている食物による飽食、そして運動不足が災いの元であることに気づくことが大切です。

「空きっ腹で肉体労働を（駆けずり回れ）」（平盛氏）とは言わないまでも、ほどほどの肉体労作を!!とはまことに至言で、私は言い得て妙と感服の極みであります。

私たちの食生活で今一番問題なのは、一食当たりの脂肪分です。食後、脂肪分が血中に流れ、増加された脂肪分が約四時間にわたって高度になっていきます。それを消化するリパーゼという酵素が作用しますが、運動不足だと消化力が大変低下してしまいます。また、肉の脂肪（飽和脂肪酸）ではとても消化が悪く、魚の脂肪（不飽和脂肪酸）は消化がいいと言われています。

ですから食事では、野菜を多く取る（脂肪：野菜＝一対一くらい）。副食には豆腐、豆類などを多量に取り、ドレッシングも植物性油を工夫することが大切です。多食とダラダラ食いをせず、三食をきちんと食べることでしょう。このように「食事は口を使うよりも、頭を使って食べましょう」と申し上げたいのです。

［高血圧］

昔は地域ごとに、町内当たり二、三人は脳溢血による後遺症で寝たきり、それも半身マヒや全身マヒという方がいました。なぜか多くは男性で老爺、長期間にわたり罹った人が多かったものです。

当時の日本では男性は多くの場合、働き盛りでも低栄養（低蛋白、低脂肪）、過重労働に加え高塩分食。そして唯一の楽しみであるアルコールや喫煙が加わって、動脈硬化への途をひた走りという状態だったのですから、五十歳前後で突然脳卒中に襲われたものです。また、日本では動脈硬化の終点は脳血管障害、それも脳卒中であり、心不全は少ないものでした。戦後、ブラジルへ移民し、そしてまた、米国移住の日本人がその国の食事の基本である肉食、高脂肪食の生活に親しむと、よく心臓死に襲われたりもしました。

一九六〇年頃、米国では食事栄養やライフスタイルと、高血圧、動脈硬化、糖尿病、心脈管系のイベント、脳血管障害などとの関連にいち早く注目し、栄養改善のために日本食への食事改善を勧めてきておりました。

生活習慣病の主因とも言うべきものが〝高血圧〟です。血圧は生活の中で交感神経優位（日中仕事をする時働く神経）と副交感神経優位（夜間休眠時に働く神経）とが、交互にバランスを取っており、その切り替えは起床時前後（この時に血圧が上昇します。これをモーニングサーヂと言います）に行なわれます。また、通勤や執務、そして職場の人間関係などが血圧に微妙に反映します。

また、一般の方が患者さんとして病院で血圧を測定した場合は、普通よりも収縮期血圧で二〇～三〇程高くなり、これを白衣性高血圧と呼びます。これは、病院に来た時に白衣を目にして緊張すると血圧が上昇してしまうからです。よく一喜一憂と言いますが、血圧自体が微妙に反応して変化します。それは心血管系を支配する自律神経系の影響で、ストレスに反応しているのです。

高血圧はもともと血流をつくる心臓のポンプ作用や血管の抵抗性の伸び縮み、血液の量や性状と関係することから、高血圧の誘因は非常に幅広く日常生活や生活環境と関係し、それは正しく生活習慣病の最たるものと言えます。

生活環境的にはストレスや過労、そして環境温度（例えば急に暖かい所から寒い所へ行く）というようなことや、塩分の取り過ぎ、喫煙、アルコールの取り過ぎ、運動不足などのマイナス状況を続けていきますと高血圧となります。また、一旦動脈硬化による高脂血症や糖尿病などになると、高血圧も加わってくるものです。

正常血圧値は、近年、動脈学会や高血圧学会のガイダンスでは年々厳しくなり、最高が一三〇～一三九、拡張期が八〇～八九とされています。しかし高齢者ではそれ程神経質にならず、上が一五〇～一六〇、下が九〇～一〇〇位を基準と考えてよいでしょう。

最近では簡便に血液伝播速度を測定できるＰＷＶという検査があります。よくかかりつけ医と相談していただき、原因となった事柄に気をつけて暮らしましょう。

現在ではとても効果のある薬があり、組み合わせて使用できますので、高血圧症は動脈硬化、糖尿病と併せて、常日頃からその解消に向かって努力して少しでも早く、程良い血圧状態といたしましょう。

高血圧の対策では薬剤の他には日常生活療法があります

①食塩の制限は大切で、一日の塩分摂取量を一二～一三グラムとしたり、高血圧者はさらに七グラムぐらいに減塩して薄めの味にして、おみそ汁でも二分の一位に薄めて飲むといいでしょう。そば、うどん、ラーメンの汁は飲まない、加工品は口に入れない、などの注意も必要です。

②動物性脂肪も魚肉、魚油から取り、肉類は取らない。保存食は手作り以外取らないなどの注意が大切です。

③運動は軽度なウォーキング（散歩）が最も良いでしょう。

④喫煙はまず厳禁とし、禁煙します（受動喫煙、他人のタバコの煙も吸わないこと）。

これらのことを信条として、前述の「高齢者の一〇〇の一〇（百歳まで生き生きと自立して生き、一〇日患ったら潔く死にましょう）」を目的として、少し厳しく実行する意識を持つことです。

［糖尿病］

糖尿病は今日では国民病と言えるくらい増加しており、それも右肩上がりで進展していることが、医療の場のみでなくマスコミでも取り上げられています。

戦後、日本の食事栄養は急激に変化し、蛋白源としては大豆製品などの植物性より脂肪分の多い肉食へと移行、浸透しました。高脂肪食を含めた食事栄養の日常的摂取量の変化は、主食としての米の消費減少と反比例し、また戦後の車社会への変化に伴う車両登録台数とは正比例して、糖尿病罹病患者が増えていることが知られています。

スローフードの項で度々触れたように、日本食の良さをなぜ日本人は忘れてしまい、また捨て去ってしまったのでしょうか。生活の利便性を求めるあまり、忘れ去ってよいものかどうか、再考すべき課題が今、国民病として台頭しつつある糖尿病に見ることができるのです。

現代は高齢化社会と言われ、高齢化率が約二〇%と高く、ほぼ五人に一人が高齢者です。二〇二五年には四人に一人となると言われています。「老々介護」と言われる所以《ゆえん》です。それは要介護者（老人）を介護する人も高齢者であるという意味です。

しかし現在、糖尿病患者は九〇〇万人近くとなり、その予備群も同数以上の一〇〇〇万人近いとすると、やがて老糖介護の時代が来ないとも限りません。あるいは糖・糖介護となるのではないかとさえ思えます。真剣な取り組みが必要なのです。

私たちは一貫して高齢者へ「多病息災」を訴えてきました。さまざまな病気を持っていても元気で、それでも一〇〇の一〇までがんばりましょうと言ってきました。

しかし、この糖尿病は最も関連深い動脈硬化のリスク因子の一つとして数えられています。それは肥満、高血圧、運動不足、ストレス、喫煙と並んで、糖尿病を持つ場合の心血管系疾患や脳梗塞などの発生が高頻度で、決して長期にわたる多病息災を目指すわけにもいかなくなってしまいます。

特に、糖尿病の高血糖の害が目の毛細血管に来ると網膜症となり失明したり、腎毛細管に来ると糖尿病腎症（透析対象）から尿毒症となり、死に至ることもあります。末梢神経障害としては、足のしびれ、冷え、血行障害による閉塞性動脈硬化症のために間歇性跛行となり、やがて末梢血行障害から壊疽《えそ》が起こり、足の切断にまでに至ることもあります。

糖尿病には遺伝による体質的なもの（Ⅱ型）と、糖代謝に大切なホルモンを産生する膵臓β細胞が壊れてインシュリンの産生ができなくなるもの（Ⅰ型）があります。Ⅰ型糖尿病は若い人に多く、Ⅱ型糖尿病は肥満、運動不足などに起因し、中年以降に多く現れます。インシュリン依存型の糖尿病はインシュリン療法となり、Ⅱ型のインシュリン非依存型の糖尿病では食事療法を重点に、糖尿病で上昇した血糖値を降下させる経口薬や、やがてインシュリン注射療法となります。

糖尿病の予防では生活習慣を見直し、高血糖などの糖尿病の初期段階を見逃さないよう心掛け、かかりつけ医とよく相談して生活上の取り組みや食事栄養のあり方に気をつけましょう。特に糖尿病は、それに関連するさまざまな疾患がありますので、その「元」を治療することが大切です。

血糖の検査では、普通の場合採血時に、必ず「今、食後何時間ですか」と聞かれるし、この頃ではこのような場合に、随時と空腹時よりも食後高血糖が問題視されています。検査では、糖負荷試験が行なわれ、食前（空腹時）は一〇〇ミリグラム前後、二時間値は二〇〇ミリグラムを切るのが適切とされています。

口渇を訴え、多尿、手足のしびれや冷えがあるというのは糖尿病の初期症状です。日常生活の中で、気をつけなければならない症状のひとつです。

［心筋梗塞（虚血性心疾患）脳梗塞（虚血性脳疾患）］
―高脂血症、動脈硬化―

これらは昔からよく聞いてきた狭心症や心筋梗塞、つまり心臓マヒや心不全を総称して言われるものです。近年、日本人にも発生が多く見られ、癌に続いて心臓、脳の栄養血管、冠動脈血管の動脈硬化を元として起こる三大死因のとても怖い病気です。全て血液血管から起因します。

では、動脈硬化はなぜ起こるかと言うと、度々論じられてきたように高脂血症、それも高中性脂肪血（トリグリセライド）、高コレステロール血症によってＬＤＬ（悪玉）コレステロールが高値となり、ＨＤＬ（善玉）コレステロールが低くなることによって起こるのです。

実際にコレステロールを高くする病気や原因はいろいろありますが、何と言っても生活習慣病では栄養過多と運動不足です。脂肪食やある種の薬品（ステロイド、サイアサイド系を長期にわたって使う場合）ですから、やはり私たちには食生活の栄養過多と高脂肪食が一番の問題で、それらはすでに述べてきた通りです。

ただし、この頃では風邪やある種の炎症が慢性となりそれが続くと、血管壁に悪さをして動脈硬化の一因となります。このようにさまざまな原因、多因子で起こることが知られています。

いずれにしても生活習慣を整えて、一連の動脈硬化に連なる疾患を予防してゆく生活づくりが大切であると認識しましょう。

［サラサラ血液ネバネバ血液］

近年、動脈硬化はより一層の若年化が進んでいます。それは決して食事を含めたライフスタイル（生活習慣）と無縁とは言えないと思います。

最も大切な心臓や脳の細胞は、栄養素や酸素が心臓のポンプ作用によって血管内を流れる血流とともに栄養血管に送られ、大切な臓器へと届けられることによって、全ての血流がキレイにサラサラ流れて大切な器官のリフレッシュや働きを助けるのです。心臓にも運ばれ、心冠状動脈とはまさにこの心臓の栄養血管なのです。そして、そこで栄養が使われて不要になった老廃物は、静脈血管を通って再び肺に運ばれ、きれいにされます。また不要のものは肝臓で解毒され、腎臓で体外に排泄されるのです。この時大切なのは、交通路としての血管の丈夫さとその血流です。

では、サラサラ血液やネバネバ血液はなぜ起こるのでしょうか。その大きな原因としてまず取り上げられるのは食事です。日常的に高脂肪食を取ることにより中性脂肪やコレステロールが上昇し、甘味の多いケーキや果物類の摂取、運動不足、塩分の増量、ストレス増強などによる肥満、高血圧などのさまざまな複合因子によってドロドロ血液になるのです。

動脈硬化とサラサラ血液、ネバネバ血液は日常的な習慣と深い関係があり、この血液性状がサラサラかどうかは赤血球の応形能、白血球の粘着能、そして血小板の凝集能で表されます。その要因は血中の高コレステロール、高脂血症で裏打ちされ、さらに活性酸素の動脈硬化への局所の直接的な影響も考えられます。その対策として、ビタミンEやC、B2を含むサプリメント、ポリフェノール、イソフラボン、カテキン、β-カルチノイドなどの抗酸化作用があります。

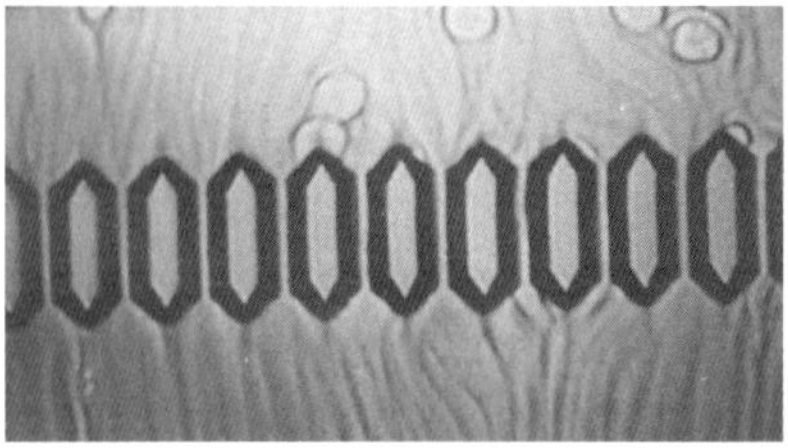

③ネバネバ血液

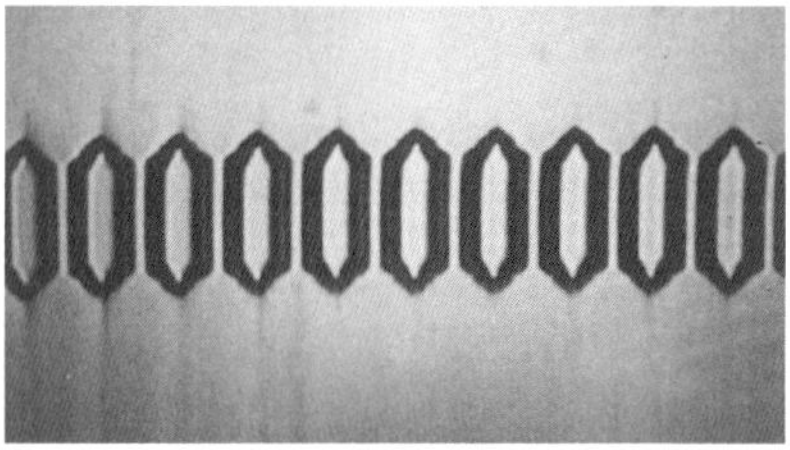

①サラサラ血液

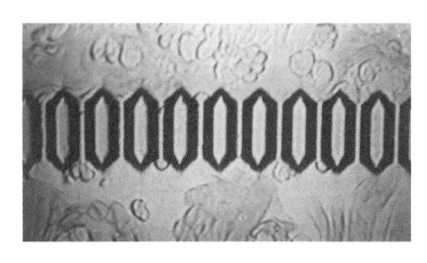

④ドロドロ血液

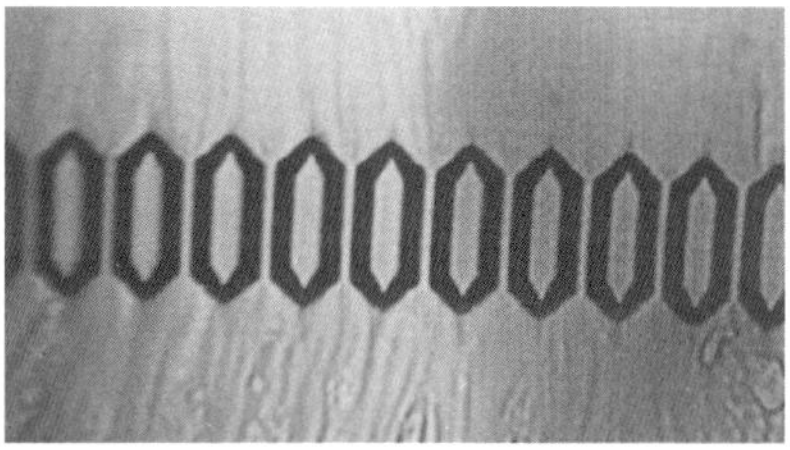

②ザラザラ血液

MC−ＦＡＮ血流サラサラ、ネバネバ性状検査の画像（自験例）

①サラサラ血液は血液正常で適度の血流速度（貧血の人はむしろ速度が速い）

②ザラザラ血液は血小板の凝集性が高い（中性脂肪が高くなる）

③ネバネバ血液は白血球の粘着性が高い

（コレステロール［↑］、ストレス［↑］、疲労度［↑］が高い）

④ドロドロ血液は血流速度が遅くて血液３成分（赤血球、白血球、血小板）が異常

血流は大動脈から枝分かれして細動脈へ、そして終末では毛細血管へと流れて各臓器、細胞に行き渡ります。それを画像（ＭＣ－ＦＡＮ）で、サラサラ血液かネバネバ、ドロドロ血液かを調べてみますと、血液検査の数値よりとてもショッキングで説得力のある画像を見ることができます。

最近では野球やサッカーなどスポーツが人気ですが、今年、人気の高いカメルーンのサッカー選手が競技中に突然崩れるように亡くなりました。二十九歳だそうです。たくさんのトレーニングを積んだプロスポーツマンが二十九歳という若さでなぜ突然死するのでしょうか。血管とともに老いる年齢ではありません。また、昨秋のスポーツ中の高円宮様の急逝や昨秋各地で行なわれたマラソン大会でも五十～六十歳台の中高齢者がマラソン中に死亡して話題をつくっています。

健康づくりの運動では、週三日ないし四日間はゆっくりした運動を、週一、二回は激しい運動をした方が良いと言われています。しかし、強い運動もその内容とスポーツの性格、競技の種類次第で、一概に言えないことであろうかと思います。肉体機能は年とともに減弱してゆくことはやむを得ないことですし、それを皆が認めて自らも理解し、それに見合った運動をすることが大切です。言い換えると、いつも若い心を持ちましょうということです。

高齢者の運動として最もふさわしいのは、緩やかな運動である散歩を含めた八〇〇〇歩から一万歩位のウォーキングです。これはよく「早足で」と言いますが、ペットを連れての運動を含めて年齢相応のもので良いでしょう。そして過激な運動は避けるべきだと考えています。若い時と違いますので、競技などの競うスポーツは避けましょう。

心臓の能力は食べ物や運動などの言わば後天的な人力によってその能力の復元性を持ち、そして老化はその機能の衰弱プロセスの種類であるとされています。老化は心臓脈管系の特に血管の内膜や中膜に変化を与え、コラーゲン、エラスチンなどの変化やＣａの沈着などによって加齢とともに血管外膜をも厚くして、血管を硬くします。そして、その収縮や伸張能力もまた、年齢に伴って阻害されるのです。ここに高血圧が関与してくると、血流中のコレステロール、トリグリセリド、リポタンパクなどの変化に加え、過激な運動、ストレス、日常的高脂肪食の積み重ねによる動脈硬化の潜在的進行、炎天下の直射日光や脱水症状などが直接的トリガーとしてもう一つの重要な問題、活性酸素、フリーラジカルの動脈壁への大きな障害となる可能性があります。このようなことから心突然死が起こり得るのです。

抗加齢（アンチエージング）への取り組み

人は出生によって、とても快適で安全な母体から出されてしまいます。誕生以降、乳幼児期、学童期、思春期、青年期、壮年期、そして更年期後の老年期、高齢期とそのライフスタイルは体内の加齢時計に従って、生理機能のライフサイクルを経て死に至ります。そして人の一生は親から受け継がれた遺伝子と環境因子に則って加齢時計を重ねると言われています。つい先頃までその原因は半々だと考えられていましたが、私は今日ではより環境因子が大切であり、その比重はむしろ生活習慣を含めた環境因子が、六〇〜七〇％に達すると考えています。その環境因子がこの大切な遺伝子を傷つけずに守り、そして環境を整えて生活習慣病を防いでゆくのです。

本書では高齢長寿を願い、そのための工夫を述べてきました。しかし現実問題として現在私たちが手にできる抗加齢（年を取らない）のあり方を考えてみたいと思います。

［ＤＨＥＡホルモン］

数年前から米国でサプリメントとして市販が認められ、日本でもインターネットで購入が可能となりました。

古くから私たちは本剤の生理機能についての基礎的研究を行ない、このＤＨＥＡがホルモンの母体作用ともいうべき副腎性の各種ホルモンの前駆物質や性ホルモンの母体としての意義に注目し、抗ストレスホルモンとして注目してきました。今日では臨床各面で少しずつその生理作用が解明されようとしています。

インターネットで調べたサプリメントの効能書きに若干の考察を加えてみますと、二十歳時にこのホルモンの産生が最も多く、その時期を一〇〇％としますと、五十歳時では五〇％、そして八十歳では一〇～二〇％と減少し、その年齢を超えたり、ストレスや高血圧症、糖尿病などの生活習慣病がある場合では低下します。したがって、健康で長寿をはかるべく、このホルモン剤を服用することはとても合理的で良い方法と考えられます。

日本食の良さと運動、休養（ストレス解消）、それにこの全く新しい考え方のＤＨＥＡを自分の体内でホルモンをつくる材料として必要な量だけ取ることは、健康で長寿を考える上で良いことなのです。また、ＤＨＥＡはホルモンの元ですので、ＨＲＴという更年期療法に体外から補充するホルモンの悪い作用（副作用）を考えなくても良いのです。

今では七、八くらいの効果が証明されておりますが、それはＤＨＥＡの抗動脈硬化作用の他に、抗肥満、抗糖尿病、そして抗癌作用までもが推測され、私たちは骨粗鬆症の治療に有効という臨床成績を得ました。それはＨＲＴより安心して使用できるということです。その他脱毛を防ぎ、耐久力を増し、若さを守る活力が出たなどの感想を述べる人もいます。

［成長ホルモン（ｈＧＨ）］

人は出生後、乳幼児期から思春期、青春期を通して成人期まで、その身体発育につれていろいろの物質代謝神経ホルモンの働きが整合され、統合されてゆきます。

脳下垂体ホルモンを中心とした神経内分泌発育では、まず文字通り成長ホルモンが思春期の十五歳位までで、身体の大きな成長のために成長ホルモンの産生を止めます。松果体（脳の一臓器）のホルモンも思春期以降は退縮しますし、ｈＧＨの影響を受ける免疫を司る胸腺はやはり思春期以降退縮するのです。

加齢防止に効果的なものとしては、前述のビタミンＥやＣ、Ｂ２などの抗酸化剤やビタミンＢ12や葉酸などが加齢や呆け予防治療に試みられていますが、臨床的に効果の判定はなかなか難しく、人の場合には相当量を使用する必要があります。一時期、六十歳以降ほとんど産生が見られない成長ホルモンを使用して、若返りともいえる良効果を認めたという報告がありましたが、高価で治療中止によって効果が全く消退してしまうということなどで、現在は研究的に使用しているようでまだ一般的治療とは言えません。副作用の点からも臨床的に安心して使える段階には至っていないのです。

［抗酸化作用］

酸素は身体にとても大切な役目を果たし、〝酸欠死〟と言うように、人間は酸素がないと生きていけません、その生理機能の基本は言うまでもなく各組織細胞に生命活動力の酸素を渡すことです。

一方、酸素の持つもう一面は、過酸化作用による活性酸素（フリーラジカル）の発生で、それは老化や発癌、動脈硬化、慢性疾患を引き起こすことでも知られています。これはとても恐ろしい作用です。酸素のうち約二％はこの強い過酸化作用を示します。これは酸素の持つ酸化作用で脂肪が酸化し、過酸化脂質となるものです。それ自体有害であり、例えば動脈壁や細胞に悪さをしますと、血中の総コレステロールのうちＬＤＬ（悪玉）コレステロールは過酸化処理され、それが血管壁にプラーグ（血栓のもと）を作り、動脈硬化、老化、癌化因子となるのです。

活性酸素は急激な運動でたくさん発生するということがあります。活性酸素（フリーラジカル）を多くつくるのは大気や排ガス、タバコ、日光、農薬の害、高脂肪食の食事、過度のストレスなどです。

人はそれを防いでバランスを良くするために、昔から賢く食物として香辛料を取ってきたのです。今日、抗酸化剤として知られているのは、ビタミンＥ・Ｃ、ポリフェノール、βカロチン、カテキンなどです。ビタミンＥ・Ｃはお互いに補完しながら、活性酸素やそれによる細胞や血管壁に対する動脈硬化のもとになるこれらの脂質の過酸化作用の悪さを中和してくれます。

ビタミンＥやＣはビタミン剤のみではなく、ゴマや大豆、豆腐などのさまざまな食品にたくさん含まれ、日本食では四季折々の野菜や果物、そして海の幸（特に青魚）を取り入れることで摂取することができます。それらの食品をそれぞれの旬に取り入れ、利用するように心掛けたいものです。それはまさに日本古来の伝統食です。一品でも二品でも必ず取り入れましょう。

また、もう一つの抗酸化作用として考えられるのは、腸からの脂肪の吸収を抑えられるコンニャクに代表される食物繊維があります。

便秘で大腸に便がたまり（宿便）、排出される便が腸に長く残ることは、その中の発癌物質を再吸収することが考えられます。野菜の繊維や海藻、豆類、緑茶（カテキン）などを取ることによって食物繊維の良効果が知られており、脂質や糖質の吸収を抑える意味では抗動脈硬化食、抗糖尿病食としても有用と考えられます。

もう一度骨折防止を骨粗鬆症から考える

高齢化社会で今や骨粗鬆症はポピュラーとなり、内科、外科、整形、婦人科等臨床各科で取り組まれています。しかし、マスコミの取り上げ方などでは誤解や行き過ぎもあるようです。女性の場合は更年期（四十五～五十五歳）での骨粗鬆症の発生が多く見られ、更年期障害の大きな危険因子とされ、本症の治療としては更年期障害の治療としてＨＲＴ（ホルモン補充療法）の対象のように言われてきました。しかし、本症はホルモン療法をするとしても長期にわたり、しかもその副作用から考えて、今日ではアレンドロネートやレチドロネートなどが効果的な治療法として知られています。骨粗鬆症は長期間の治療が必要ですので、ホルモン療法よりもこのビスフォスフォネート（抗骨粗鬆症薬）が効果的と言って良いと思います。

男性ではホルモンの急落がなく、運動量などのライフスタイルから見て、骨粗鬆症の発生は女性に比べて十年遅れて七十歳以降と考えて良いでしょう。

本来骨粗鬆症の治療は単に骨密度を増やすことのみが目的ではなく、骨密度の他に骨強度を高めて骨折を防ぐことが大切な目標です。もちろん、高齢者にとって外力的な転倒骨折などがありますが、それらは日常的な本人の注意や生活環境のバリアフリー、そして介護者の気配り、目配り、心配りで、骨折を予防してゆくことが大切です。

ＢＭＩ（身長体重差からの肥満度）は女性ではＢＭＩ二二を標準としていますが、私はやや小肥りの二三〜二五くらいの軽度の肥満が良いと思っています。それは筋肉や脂肪が骨の支持組織として骨を圧迫刺激しますし、脂肪組織はアロマテーズといって更年期以降の副腎ホルモン（男性ホルモン）を脂肪組織で女性ホルモンに転化する作用があり、それが骨粗鬆症の予防につながります。

動脈硬化症から見ると肥満はリスクファクターとされておりますが、骨粗鬆症の予防のためには多少の肥満があるくらいで構わないのです。また、脂肪組織でアロマテーゼされた女性ホルモンが、動脈硬化の予防にもつながるのです。ＢＭＩが二五以上の肥満は、肥満症として、食事や運動療法によって解消することが肝要ですが、女性は小肥りぐらいがよいと考え、明るく暮らすことがより大切なのです。

歯周病と口臭

中高年になると虫歯による歯牙欠損よりも、歯周炎（歯槽膿漏）による歯牙の脱落を見ることが多く、歯周炎は慢性的に持続する体内炎症として、もう一つの大きな体への影響を考えなくてはなりません。それは動脈硬化の一つの原因になるという考え方です。

七十五歳の友人が、なんと今なお自分の歯が全部揃っており、一本も脱落していないと言うのです。そのコツは一日三食後、必ず歯を磨くことを若い頃から続けてきたとのことで、義歯の多い私としてはつくづく尊敬の念と賛辞を送ったものです。歯が丈夫ということは咀嚼力に優れ、咀嚼を充分にすることは脳の活性（呆け予防）にもなり、とても大切なことです。

古代日本人の生活が記述されている中国の書物『魏志倭人伝』に女帝・卑弥呼の時代の記録があります。そこには、倭人（日本人）の多くは魚介や野菜を生で食べ、健康で長命。さらに菜茹（野菜スープ）をよく食べるが、それはよく噛むように具を大きく切っていることが記されています。当時の地産野菜としては、すでに生姜、ミョウガ、ニラ、大根などがあったというのです。

ところで、長期持続する炎症が動脈硬化の発症の危険因子として、数年前より関心を呼んでいます。高感度ＣＲＰ（非常に敏感な炎症反応）から見ると、動脈の内皮細胞に炎症性変化を起こす主因は、歯周病や慢性胃炎などに見られるピロリ菌や風邪の持続、非定形型肺炎（クラミジアニューモニア）、ある種のウイルスなどが考えられており、これら慢性炎症を全て全治あるいは寛解しておくことが生活習慣上大切なこととなるのです。

歯周病、口臭などは高齢者には口渇とともによくつきまとい、特に基礎疾患に糖尿病などがあると起こり得ることです。いつもお口を爽やかに、そして歯周病を避ける工夫が必要なのです。ただ、虫歯と異なり、歯周病は歯茎のはれや多少の出血以外あまり痛みがなく、見逃されやすいので注意が必要です。私は知人、友人に青森ヒバの木のエキス（ヒノキチオールという極めて強い殺菌作用がある）を主とした口内清掃クリームをお勧めして、好評を得ています。

このように多因子にわたる動脈硬化因子も、普段気にもとめないような歯周病などと関連があることを認識し、生活上の小さい事柄も予防につながると考えましょう。日本人が習慣的に好んで取る緑茶（カテキン）にも口臭を消す良い効果が知られています。

運動への最新の意識調査

二〇〇三年六月、厚労省は二〇〇二年の国民の日常の運動についての意識調査を行ない、十八歳以上の男女のうち四人に一人は何にも運動しておらず、そのうち九〇％は今後も運動する予定がないという結果を報じました。その理由として時間がないのはともかくとして、「面倒」という答えと「その必要がない」などということが、マスコミ各紙で報じられています。

この調査は全国三万八〇〇〇人を対象とし、二万八〇〇〇人から得た回答で、調査は月一回以上スポーツをしていれば「運動を行なっている人」としています。エレベーターやエスカレーターよりも階段を、通勤や買い物をなるべく歩くという回答を日常的に身体運動をしている人に分類した甘い定義と言えるのですが、こうした分け方でも運動を全くしていない人は男性で二八・六%、女性で二四・四%、全体で二六・四%もあり、しかも、何ということでしょう!! このうち八六%は今後も運動を始める予定はないということです。

運動をしてない人の自分の健康状態への意識では三〇・八%は自分の健康状態は良いと考えており、運動している人より一〇%落ちています。運動している人もしていない人も、健康への不安感は全体の六〇~八〇%あり、国民全体の健康志向への裏返しと言えます。その反面、生活習慣病への理解や自力努力への認識が非常に少ないことを知ることができました。これが現状で、いかに肉体労作からかけはなれた日常生活をしているかが分かるのです。この人たちの二〇年、三〇年後の血管の若からんことを祈ります(それは儚い望みと言えると思いますが)。

くり返しとなりましたが、まとめとして本項で申しあげたことは、現実的にすぐ効果を示すことよりも、いろいろの仕組みの中でじっくりと生活習慣病を是正してゆく意味で大切なことです。日頃から自身の生活習慣を見直し、悪い病気にならないように未病(これから起こる病気)のうちに予防し、治療いたしましょう。

多病息災、そして「一〇〇の一〇」を目指すには、折に触れて健診したり、あるいは場合によってはかかりつけ医と相談して、暮らしの中で生活習慣病につながるいろいろな数値を知り、申し上げた食生活、生活療法、運動療法に取り組みましょう。それが百歳長寿へのライセンスとなるのです。

Ⅵ　百寿越えへの招待状です

老人の感性

［個人差は目標なり］

年を取ったら、感性は変わるでしょうか?

俗に「亀の甲より年の功」と言いますが、それはお年寄りはいろいろと物知りで、伊達に年を取っているのではない、という智恵者としての古老尊崇の意味があります。

また、友人同士でも「あの人も年とともに円くなったネ」という会話があったりします。

……何となく、「感性が変わった」というニュアンスがありますが、実際には、喜びや悲しみや怒りといった感情が若い時と違うかどうか?　ではないでしょうか。

年代的に六十〜七十代からそして八十代と初老から高齢化するにつれて、例えば身体的には、動作は多少鈍くなるでしょう、ただし、それは個人差が大きいのです。特に動作は身体活動を日々繰り返しているかどうかで変わってきます。

身のこなし、しなやかさは運動の繰り返しでつくられます。

例えば若い時からの畑仕事（ガーデニング以上かも）や農作業を続けている人と、非活動の人との違いは身体各臓器機能全体にわたって大きな違いがあります。

しかし、この大きい個人差が存在することは、私たちの一つの救いであり、希望であるのです。目標ができるからです。是非「活動的な人である」として努力して頂きたいものです。

高齢者のセックスであっても、可能な人は積極的にトライしてもらいたいと思います。時と場合とお相手に恵まれていたら、若年時の「ムラムラ！」でなくて、「ムラ！」が一つであっても、決して禁止すべきことではないと思います。私たちはそのための加齢防止策をいろいろと工夫し、良いとされる抗加齢薬を探し続け一日も早く、一つでも多く皆さんにお伝えしたいと常々考えているのです。

［四季の変化を楽しめますか？］

四季の移り変わりを敏感に感じられるでしょうか？

人は**視覚**＝①**目**（**見る**）、②**聴覚**＝**耳**（**聞く・聴く**）、③**嗅覚**＝**鼻**（**嗅ぐ**）、④**触覚**＝**皮膚**（**触れる**）、⑤**味覚**＝**舌**（**味わう**）の五感機能でさまざまな情報を感じ取っています。

この機能は療法としても活用されています。嗅覚には芳香を使ったアロマ・セラピー（芳香療法）、聴覚には音楽を使った音楽療法といった具合です。いずれも脳に効果的な刺激を与えることが証明されています。それらは皆分かっていることですね。要はそれをどう活用するか、です。

一年を通して四季の移ろいの中で生活している私たちは、常に五感が刺激されているとも言えそうです。

四季折々の鳥の啼き声。例えば、春の到来を告げるウグイスの初音を耳で楽しむ、目では草木の芽吹きにも……。時として遠い夜空の星に思いを寄せ、また遠い山脈の稜線に目をやって思いをこらすこともよいことでしょう。

年を取るごとにこうしたことに敏感になっていくと思われますが、さらに一歩掘り下げてみるのはいかがでしょう。

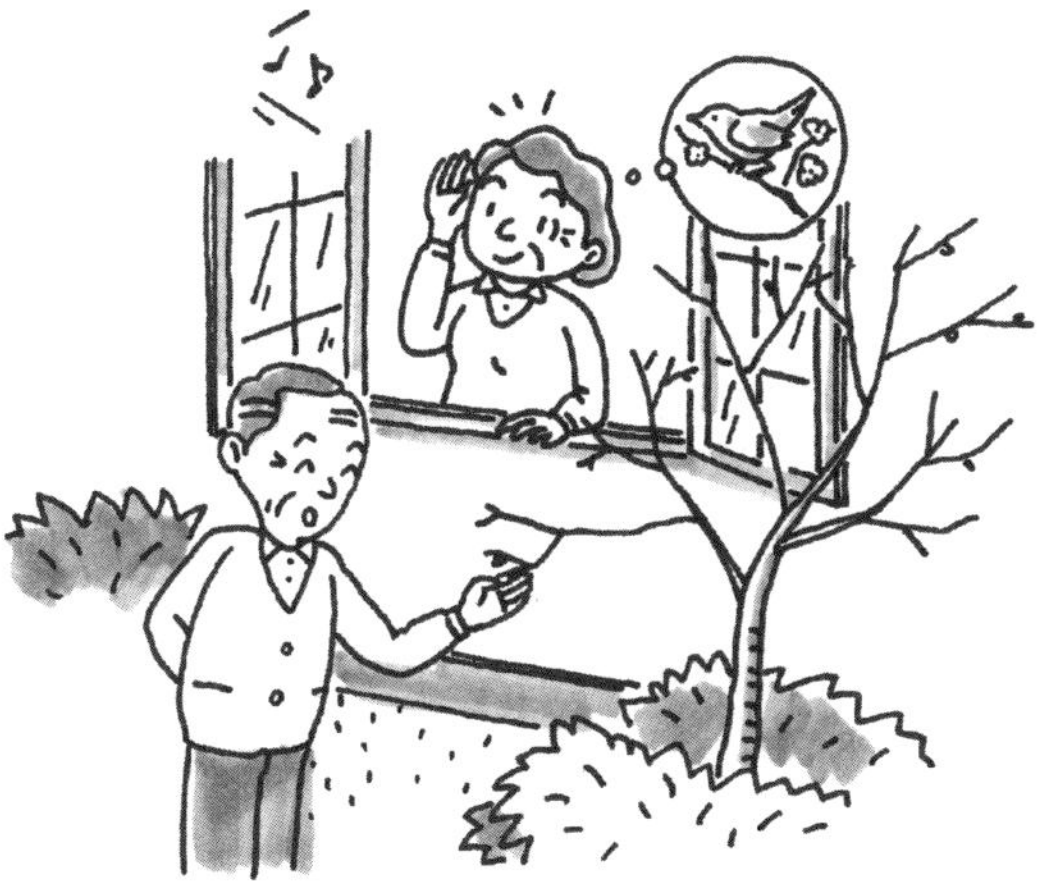

花が咲いて、木の種類を知るよりも、芽生えから木の命を感じる思いに到達したいものです。そうすると一日一日の若葉の芽生え、蕾のふくらみ……そういった変化が楽しくなるのです。

秋の変化はより一層敏感に五感に訴えます。感情の振幅、人間の対応などの感情はむしろ鋭くなっていくのです。

しかし、それが外に現われないことで、周囲は「高齢者になると感性が鈍る」と受け取ってしまうのかもしれません。人生の長い暮らしの中で、自分の内面をストレートに外に出さない術《すべ》が身についてしまっているとも言えそうです。

また、日常生活が「誰かの世話になっている」というようなことがあれば、それも感情の表現を抑える要因にもなるでしょう。

[長寿者の条件]

年を取るとすぐに行動に移せない人がいます。

こういう人に対して、「枯れている」と判断してはいけないと思います。動作や反応の鈍さで、周囲はよく見当違いすることがあります。ついつい、幼児言葉や猫なで声で対応してしまうのです。しかし、それは本当の優しさにはなりません。

感性は若いときより、むしろ鋭くなっている傾向にあるのです。周囲の方々は高齢者の自尊心、自立心を尊重しなければならないと思うのです。

二〇〇二年の百歳長寿者の五つの特長をもう一度、振り返ってみましょう。

①自分で決めたことはやり抜く
②他人の意見はあまり気にしない
③細かな所に気を使う神経質なところがある
④社交的でよく笑う
⑤今までの自分の生き方に自信がある

どなたもきちっとした気持ちを持っているということでした。

高齢者こそ深い経験と叡智に根ざし、そして輝かしい青春の日々に彩られた過去を経てきたのです。まさに古老として尊重されるべきです。そしてなお、「前進、健康、幸福」の目標を持ち続けているのです。人はパーソナリティ、性格、気質が取り組む姿勢をつくり、健康長寿を呼ぶのです。まさに「三歳児の魂百まで」です。

私は月に一回くらいのペースで健康講座を開催しています。受講者は毎回二〇〇人程で高齢者の方が中心です。七十～八十代……むしろ、八十～九十代の方が多いときもあります。時にはそれを超えたスーパー・オールド・エルダーの方もお見えになります。

在宅の生活なら、当然、〝老老介護〟の日常生活になっていたとしても不思議ではありません。気兼ねしながらお嫁さんのお世話になっている方もいらっしゃいます。

少し前まで一般的だった大家族環境の時代には、「嫁、姑戦争」と言えば、陰で泣いているのはお嫁さん……と相場が決まっていたものでしたが、今はその様相にも変化があるようです。

私が高齢者とのお付き合いの中で、よく耳にするのは「主導権を握っているのはお嫁さん」とのことです。

それは「世話になっている」と感じている高齢者が少しばかり身を引いて、遠慮がちな日常となっていることに他ならないのです。

「うちのお姑さんも年を取って少しばかり円くなったんですよ」

こんな、お嫁さん側の声もよく耳にします。私はその都度、反論したい気持ちになるのです。

（そうでしょうか、仕方なく円くなっているのです。我慢しているところに気づいてほしいですね）

私はある日、私は敬愛すべき愛里苑健康講座の生徒さんたちに極めつけの応援歌を贈ったのです。

〝できるなら嫁の死に水取ってみたい〟（詠み人知らず!!）

「是非皆さん、このくらいの元気さで暮らしましょう!!」（わっと満堂哄笑でした）

続けて、

「でも、おうちではいろいろ世話になっているので、決して若くはない、お嫁さんに面と向かって、このことは言わないことですよ。小さい声でつぶやくか、お腹の中だけにしときましょう」

再び満堂哄笑でした。

これは皆々さん共通の願望を言い当てたものだったと思われます。

「女性の味方は女性であり、女性の敵もまた女性である」

古今の名言です。

しかし、このくらいの心構えで毎日を前向きに暮らして頂きたいものだと再認識した次第です。

百歳を超えて生き抜くための養生道

［三つの楽しみ］

私たちは、百歳を超えてさらに元気で生きていきたいと思います。

昨年の敬老の日に百歳を超えている方が全国で一万五〇〇〇人いました。今年はそれが一万八〇〇〇人となりました。三～四年前までは一万人に達していなかったのです。そしてその内の七割が寝たきりでした。

今は約半分以上の方が元気で生活をしています。このように上手に長生きをしていく方が増えると五十年後には百歳以上が一〇〇万人になるということです。嬉しいことです。医学的には人の寿命は百二十歳という通説があります。

人間誰しも「百寿越え」の要素を備えている、と書いてきましたが、長寿への道を歩むには、その道についてあらかじめ知っておく必要があると思います。

養生道①＝人としての生きがいを感じられるように長生きすること

どうしたら長生きできるかを勉強したり、日頃からそれを活かして楽しみながら、実行していくことが大切です。

「養生をして下さい」

「養生をしていますか」

挨拶代わりにこんなフレーズを耳にすることがあるでしょう。

これは日常の暮らし方について問われているのです、

食べ物などを含めて工夫すること。

日常生活の身の回りの仕事をこまめにすること。

……日々の生活が養生道の基本になることをまず理解して下さい。

養生道②＝健康で気持ちよく暮らし、何事も楽しむこと

物事を明るくとらえる人と暗くとらえる人がいます。ポジティブ思考か、ネガティブ思考か、です。さらに言い換えれば、前向きか後ろ向きか……。

気持ちというのは上を見たらきりがないし、下を見ればそれもきりがないものです。陽性の人、陰性の人、そして中庸、真ん中の人といろいろなタイプの方がいますが、あまり周りを気にせず、「まあまあの気持ち」で過ごしていくことが大切ではないでしょうか。

暗いニュースの多い世の中ですが、極力別のことに目を向けて楽しむことです。その一つとして笑うことをお勧めします。笑うことが健康の元、寿命を長くする元です。ユーモアの気持ちを常に持って、人を笑わせることもいいでしょう。

養生道③＝長生きするために、どう努力するかを日常生活の中で見つけ、積み上げること

若々しく美しく年を取るということは、自然治癒力、抵抗力をきちんと身につけることです。

それを身につけるために、東洋医学の考え方を知ることも良い方法だと思います。

大自然の中で生命を営んでいることを認識することによって、流れに逆らうことのないマイルドな日常生活を送るためのヒントを得ることができるはずです。これが、自然治癒力、抵抗力へとつながっていくのです。

東洋医学では、世の中の全てのものが陰性と陽性に分けられています。

一例を挙げれば次の通りです。

陰性＝女性、月、暗い性格、体を冷やす食材、電気のマイナス

陽性＝男性、太陽、明るい性格、体を温める食材、電気のプラス

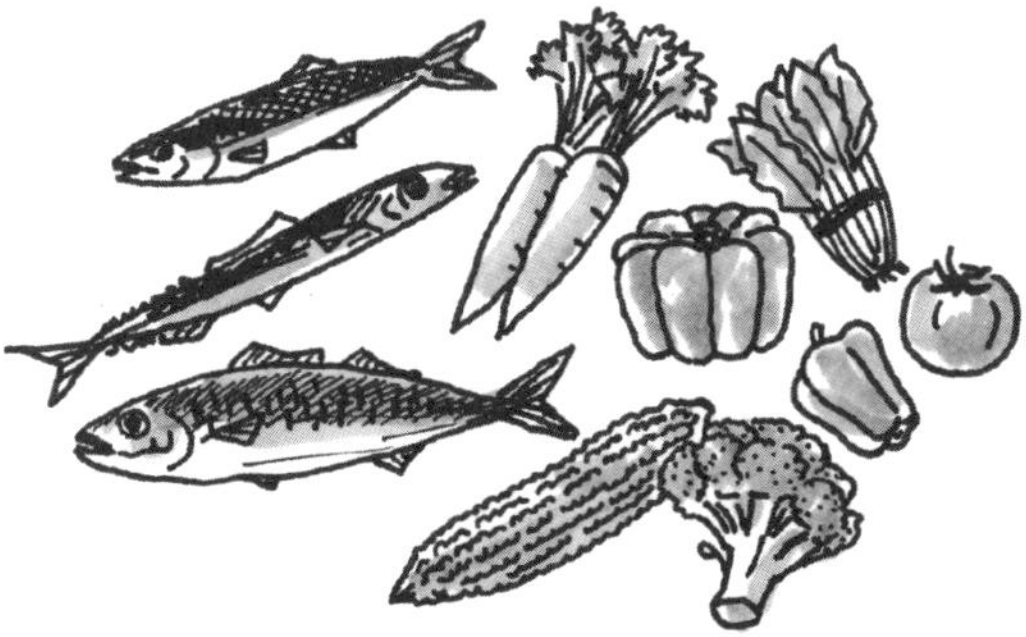

この考え方の基本は陰性と陽性が一緒になって「ゼロ」になるということです。

例えば体が冷えているときには、体を温める陽性の食べ物を食べて、冷えが解消されて平常になる……ゼロ＝バランスが取れる、と理解してもいいでしょう。

私たちが主食にしているお米は陰性ですが、これを臼《うす》でついて餅となると陽性となり、腹持ちが良くなりからだを温めてもくれるのです。ご承知の通り、餅は冬に食べることが一般的です。

また、おじやや、お粥、冬の風物詩でもある鍋物も陽性です。

このように東洋医学の考え方の基本である、陰性、陽性を上手に取り入れることによって、バランスの取れた食生活を簡単に組み立てることができるでしょう。

そしてそれは、旬の食材を大切にする、生活習慣病のなかった時代の日本の伝統食と合致するはずです。つまり、全人医療としての漢方の考えは「気の巡り」「血の巡り」を良くすることにつきると思います。

命の水

[宝の水]

「夜、トイレに行くのが億劫なので、水を飲まないようにしています」

高齢者の方々との会話の中で、こんな声もよく耳にします。

「トイレに行くのに誰かの世話になっては申し訳ない」

「万が一、粗相があっては恥ずかしい」

高齢者の方々の多くは夕食時くらいから、水分の摂取に気を遣っているのではないでしょうか。気持ちは分かります。しかし、この考え方は奨励できるものではありません。

一般的に夜寝る前に一杯の水を飲むということは、すごく意義のあるものです。

この水のことを宝水…宝の水と書くくらいです。

一杯の水を寝る前に飲むと、寝ている間に血液がサラサラとなり、良く血管を循環してくれるのです。当然、その後はお小水へとつながるのですが、これが大きなトラブルを防いでくれるのです。

もし、寝る前の水分を制限すれば、血液は当然濃くなります。ネバネバな血液は循環するうちに、頭の細い血管、心臓の細い血管に負担をかけることにもなります。それは時として、脳溢血、脳梗塞や心筋梗塞につながることがあるのです。

こうしたトラブルが夜寝ている間、夜中や朝方に起きるのは〝水分〟が原因していることが少なくありません。こうなるとまさに〝命の水〟です。

お風呂上がりに一杯、夜寝る前に一杯、朝起きて一杯。「たかが一杯、されど一杯」を習慣づけてもらいたいものです。喉が渇いた、という自覚はなくとも、新陳代謝によって水はどんどん使われているのです。夜眠っている間も寝息にも水蒸気となって水分は失われるのです。まして寝汗をかく人など脱水が起こるのです。


【一日一升（一・八リットル）】

「人間の体の七〇％は水分」

このフレーズは、ほとんどの人がどこかで聞いていることだろうと思います。

山や海で遭難した人が、運良く救助されると半ば〝常套句〟のように、「最後は水だけで生きていた」とのコメントを口にします。人間は何がなくとも、水さえあれば命をつなぐことができる、という証明です。

では一日どのくらいの水分を必要とするのでしょうか。

まず排泄される量です。

（尿）→約一リットル
（汗・呼吸）→約一リットル
（糞便など）→約〇・一～〇・一五リットル

一日に合計で二リットル強の水分が、人間の体から排泄されていることになります。この〝収支〟のバランスの取れていることが、健康の証ともなっていますので、一日に必要な水分は二リットル強ということになります。

（三食の食物からの水分摂取）→約一リットル

これに付随して、炭水化物、脂質、蛋白質など三大栄養素を体内で燃焼したときに発生する、代謝水と呼ばれる水が約〇・二五～〇・五リットル……要するに普通に一日三食の平均的食生活をしていれば、一リットル強の水分は摂取できるわけです。そして残りの一リットルは意識して、飲み物によって摂取することになるのです。

体内の水分は次のような役目を持っています。

①体温の調節＝体温が高くなれば発汗作用を起こして体温を下げる。体温が低くなれば水分に熱を蓄えて保温する
②新陳代謝＝代謝物（老廃物）は水に溶けて排出される
③栄養の伝達＝血液の約八〇％は水分。血液は身体の各部に酸素、栄養等を運んでいる

一日の水分収支は季節によって上下しますが、目安として「一日一升」を覚えておくといいでしょう。

高齢になると、身体的にも水分が不足しがちです。さらに意識して水分摂取を心掛けたいものです。風呂上がり、寝る前、起床時にコップ一杯（約〇・二リットル）の水、そして食間のお茶といったペースでクリアできるはずです。

ただし、数字のノルマにとらわれて一度に多量の水を飲むことはお勧めできません。胃液が薄まって胃荒れの原因になりますのでご注意下さい。

……瑞々しいということは、美しく若々しいことなのです。

健康長寿のために、水分摂取は大変重要なポイントです。

「健康講座」は聞くだけにあらず

［一億総健康ブーム］
新聞、雑誌、テレビ……さまざまな健康情報が流される時代となっています。
目から、耳から毎日、たくさんのアドバイス、ヒントが入ってきます。それぞれが理に適ったものだと思いますが、
「自分の身体にどのように受け入れたらよいのか？」

「どの健康法を選んだらよいのか？」

と迷うこともしばしばではないでしょうか。

〝健康ビジネス〟は日本経済の高度成長期あたりから、盛んになったのでしょうか。○○健康器、××健康具……、多くの家庭で見られたヒット商品も少なくありませんでした。しかし、しばらくして気がついてみると、洋服掛けに変身している、あるいはベランダでひっそりと〝余生〟を送っているという風景をあちこちで見かけました。

身体に良いことを日常的に実行することは、ことさら難しいのかもしれません。

［理解と実行］

私の主宰している「健康講座」でも同じようなことが言えそうです。

「健康講座のおかげさまで長生きいたしました」

受講生の方々から、よくこのような感謝の言葉を頂きます。主宰者、講師の一人としてうれしい限りです。なぜなら一四年間続けているのですから。

「どうですか？　話は分かりやすいですか？」

「お話は大変分かりやすく、楽しいです」

細かいアンケート調査結果の数字はその項（一七二ページ）を参照して頂きたいと思いますが、話の内容を理解されている人は、男性八〇％、女性七〇％前後といったところでしょうか。

しかし、講座からのアドバイス、ヒントを実際に自分の生活に取り入れ、実行している人は、と言うと、内容を理解した人の一〇～二〇％位なのです。

　少しばかり寂しい気持ちになってしまいます。

　内容を理解しているのですから、「健康に良い方法は何か」が分かっているわけです。

　おそらく、情報を得た直後は、

「うん、なかなか良い話だ。さっそくやってみよう」

「私も……」

　こんな感想を持つでしょう。

　そして帰宅後、夕飯を食べながら、

「今日はとても良い話を聞いた。明日からでもやってみようと思うんだ」

「それは良いことですね」

　こうしてその日は寝てしまう。そして翌日になると、

「今日は忙しいから、明日からにしよう」

となり、せっかくの健康法が先送りになってしまうわけです。

　至極当たり前の話ながら、「聞く」だけでは効果がありません。

「一〇〇の一〇」を提唱し、一人でも多くの〝自立長寿者〟を増やさんものと、私たちは努力しているのです。

　十のアドバイスを得て、あれもこれもでは難しいかもしれませんが、自分の健康状態と相談して、今必要なものは何かを考え、一つでも二つでも実行に移して頂きたいと願います。

気持ちの変化、身体の変化が実感できるようになれば、次のアドバイスを取り入れられるでしょう。こうなればしめたものです。目の前に自立長寿への道が拓けてくるはずです。

健康長寿人に学ぶ

［鉄人たちの日々］

学術、技能、芸能、あるいは著述業など各界の一流と言われる人たちは多くが長寿で、〝鉄人〟とも評されることが少なくありません。こういう人たちの生き方が長寿への一つの格好のモデルになるでしょう。

以前、約二〇人の傑出人についての報告がされたことがありました。

それによれば、生活習慣病が各種の危険因子が複合的に良い方向に向かって働いた結果であるように、彼らの健康長寿も多くの要因によって長命がつくられたものであったのです。

生前、または生涯を通して功績・業績を上げ、功なり名をなしたこのような各界の先達長寿傑出人たちは、まず家系（遺伝子）

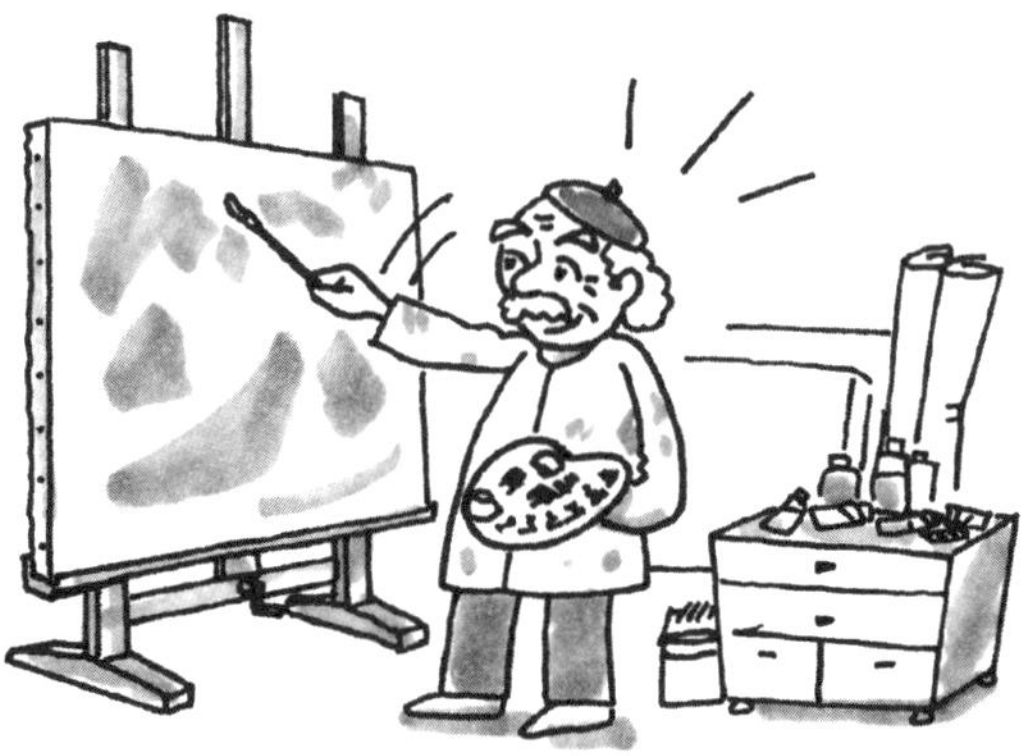

が長寿家系であること、そしてその伝承から身につけた生活方法……食事、運動、考え方などによって、幼時の躾から始まる健康な心身を形成したことが認められるのです。もちろん、健康長寿のバックボーンとなっている環境因子には、「見て、聞いた」だけではなく、自らの努力も含まれています。人によって表面的には、多少の違いはあるかもしれませんが、私たちが学ぶべきポイントを抜粋すると、次のようになるでしょう。

①年を取っても退屈しない毎日である
②頭を絶えず働かせている
③いろいろと工夫を重ね、生涯現役の仕事を持っている
④老いても若々しい暮らしづくりをしている
⑤多少の困り事や心配事（ストレス）があっても、それをバネにしている
⑥遊び上手である（趣味を持っている）
⑦ユーモアがある

ポジティブな考え方を持って、毎日の生活に取り組んでいるということなのです。

高齢者にとっては全てがヒントになるでしょう。ただし、本当は高齢者になる前に、もっと言えば若い頃より、こうした生活をつくるべく努力すべきだと思います。そのゴールが「一〇〇の一〇」となるわけです。

現代の健康長寿人たちもまた、年齢を重ねるごとに旺盛な好奇心を見せます。

仕事、研究などで何かのヒントで閃きを受けると、「良いこと」だと判断すれば即実行に移します。

ノーベル賞のニュースを聞いていると、「努力の中での閃き」の結果、ということが少なくありません。

「たまたま、運良く」では大きな功績には結びつきません。

健康長寿も同様です。日々の努力によって、「一〇〇の一〇」につながる〝運〟の道を呼び寄せてほしいのです。

骨粗鬆症の現状と転倒骨折

施設の入所高齢者、あるいは在宅を問わず、八十〜九十歳の高齢者の九〇〜一〇〇％が骨粗鬆症に見舞われていると言っていいでしょう。骨がスカスカになっているので、ちょっとしたことでつまずいて転ぶ、よろけた拍子に手をつくなどによって、簡単に骨折のアクシデントが起きるのです。

外国も同様です。一〇〇例のナーシングホームでは年間一五〇の転倒事故があり、そのうち二二〜二四％が骨折している、と報告されています。

［骨折防止を考える］

①骨を丈夫にする

②ヒッププロテクター＝倒れたときの衝撃を和らげる、パンツ式の装具を装着することで、転倒時のドスンという衝撃をソフトにしようとするもので大腿骨骨頭部骨折から守ろうとするものです。装着するとしないとでは四〇％の差があると、その有効性が報告されています。しかし、これはやや高価なことと保険もきかずに全額自己負担になり、汚れやすく、またスペアが必要ということもあり、その普及が遅れているのが現状なのです。

③二四時間支援＝特養ホームでは二四時間にわたり、介護者（介護福祉士、ヘルパー）が気配り目配りをしています。

特に夜間に多いトイレへの移動。ベッドの上がり降り、室内の明暗によって床につまずいてしまうなどの危険が考えられますが、介護士が懇切丁寧な介助を行なっていれば、骨折事故は防げるはずです。特養ホームの多くはⅠ型（人員配置３：１のこと）のシステムを取っています、

［介護者の心得］

介護者は入所者の一人ひとりの状態を把握して、その呼び出し（ナースコール）には、即応しなければならない義務があります。何かの必要があるから、〝サポートの手〟を求めているのです。それが、時として介護の手控えで転倒事故を起こしてしまうことがあるとすれば介護施設としての反省と自覚の求められることとも言えます。

今日関心を呼んでいる幼児虐待と同じように、高齢者への虐待も在宅（肉親）、施設（専門職）ともに時として見られることで、より一層の高齢者への理解と思いやり、愛情、そして人間性を望みた

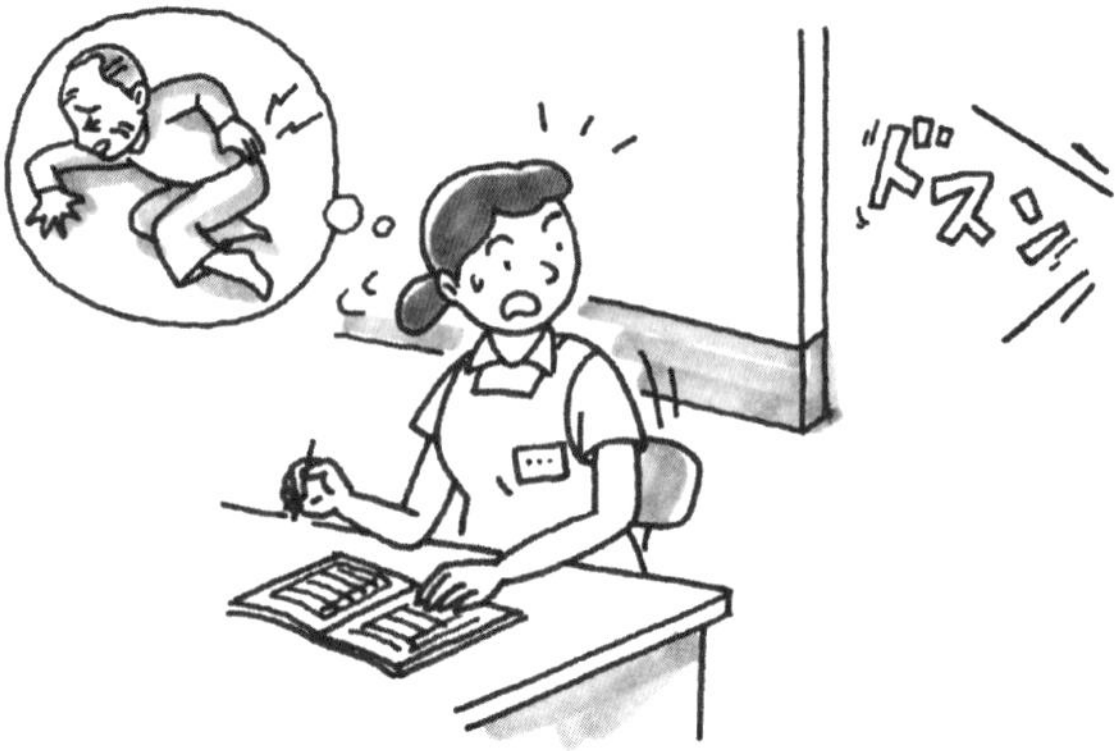

いものです。

介護日誌の記録の多くは全て結果の羅列なのです。

「ドスンと音がして行ってみたら倒れていた」

こんな例が多く、その背景についての調査は十分に及ばないのです。事故の起きる場所の多くは、

①居室の入り口

②ポータブルトイレのそば

③ベッドのそば

などとなっています。このきっかけは「トイレへの移動願望」となっています。介護者が付いていれば、全く考えられないことでもあるのです。介護のネグレクト（放棄）です。

高齢者は多くの転倒要因を持っていること、骨密度が低下していて骨折要因を持っていること、特養ホーム、在宅にかかわらず、介護者、家族は常々理解していなければならないポイントなのです。

ひとたび、骨折事故に見舞われれば長時間・長期の就床の必要性に迫られます。もちろん、ＡＤＬは低下し、骨の脆弱性はさらに増すことになるでしょう。また、長い就床生活は褥瘡の発生や感染の危険性もはらみます。悪くすれば短命化へとつながってしまいます。

介護施設などの入所施設において、転倒骨折事故の頻度が意外に多い……ゆめゆめ、介護の手控えのないよう、介護の現場に苦言を呈しておきたいのです。

「青春」サムエル・ウルマンの詩から

青春

いくつになっても情熱と希望と挑戦の心を失わない限り人は老いないのです。二十歳でも老いる人もあり、八十歳でも若い人がいます。心の持ち方一つである。（ポジティブ思考です）

熱意

貴方の若さはあなたの信仰の深さに比例し、あなたの老いはあなたの疑いの深さに比例する。（信仰とは正に私たちの「一〇〇の一〇」の信念です）

あなたの若さはあなたの自信の強さに比例し、あなたの老いはあなたの恐怖心に比例する。

あなたの若さはあなたの希望に比例し、あなたの老いはあなたの絶望に比例するのです。

年齢は、あなたの皮膚にしわを加えるかもしれないのです。だが、熱意を放棄することはあなたの魂にしわをつくるのです。

（「青春」の作詩者のウルマン先生はこのように私たちを励ましてくれています）

私たち医療介護のできること（私たちの理念）

　ときに癒し、

　　しばしば支え、

　　　常に慰める。

（Ｄｒトルドー墓碑銘より）

このことは全く高齢者とのお付き合いの日々のモットーです。まさに多病息災の方とのお付き合いの基本です（多くの疾患を持っていても、それを認めた上で、まあまあで暮らすことです）。

ある日の健康講座の受講者アンケートより（有効回答総数　56人）

自分や家族の健康の工夫

①食事に気をつけている　17人　30％

②運動に気をつけている　12人　21％

③趣味を持つように心掛けている　5人

健康講座は一つの健康法か？　はい　51人　91％

①講師（医師）の健康講座のお話が楽しみ

②多くの人との出会いが楽しみ

③送迎が嬉しい、温泉併設が楽しみ、生きがいにしているなど

食事

野菜を食べる　12人　24％

食べ過ぎに注意する　8人　17％

何でもおいしく食べる　3人

油ものはなるべく控える　2人

酢の物を食べる　1人

間食はなるべくしない　1人

塩分を控える　10人　20％

魚を食べるようにしている　5人　10％

規則正しく食べる　3人

手作り料理にする　2人

カロリーを制限している　1人

運動

歩いている　27人　53％

ゲートボール　3人

リズムダンス　1人

体操をしている　5人

犬の散歩　1人

足のマッサージ　1人

ジョギング　1人　パークゴルフ　1人
雪かき　1人

暮らし全体

規則正しい生活を心掛けている　5人
早寝早起き　3人　自分のことは自分でする　2人
健康に関するテレビをよく見る　1人　ストレスをためない　1人
血圧に気をつける　1人　人との会話　1人
手先を動かす　1人　友達を大切にする　1人
食事に気をつける　1人　楽しく暮らす　1人
感謝の気持ちを持つ　1人

趣味

手芸　11人　カラオケ　8人　花壇　6人
テレビを見ること　5人　民謡・詩吟　4人　ゲートボール　2人
読書　2人　畑仕事　2人　スポーツ　1人
書道　1人　友達との会話　1人

一にお話（講話）
二に温泉
三、四がなくて
五にイベント

（愛里苑健康講座小唄より）

私たちの健康講座の繰り返しの説明は運動療法についても食事についても、このアンケートのように高齢者でも動機づけ効果があり、工夫実行者が増えていることは嬉しいことです。

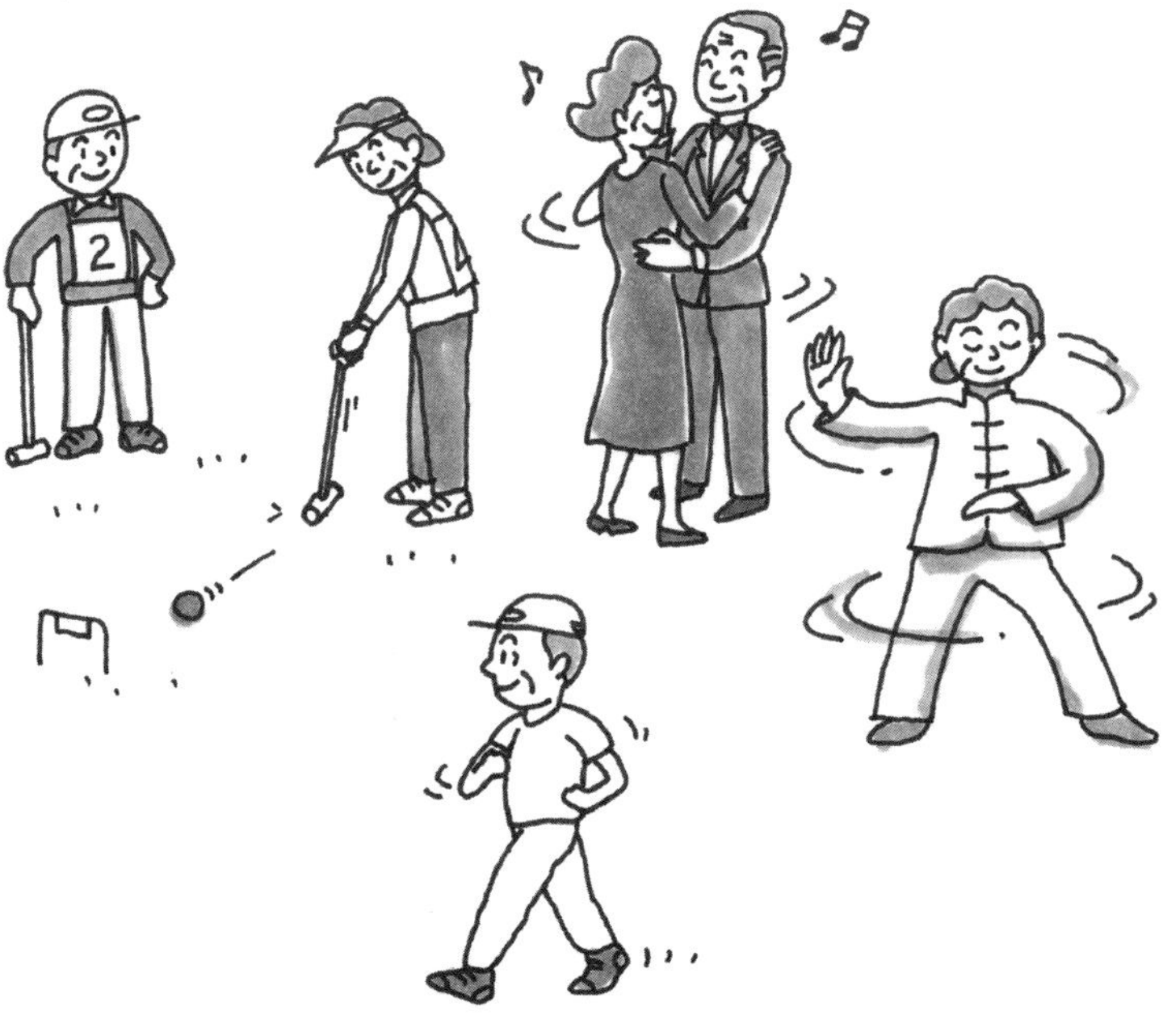

あとがきに代えて

加齢を防止し長寿を築く……いわゆる「不老長寿」は人類の長年の夢であり、今もなお、強い願いであることに変わりはありません。

では、どうしたらその不老長寿を得ることができるのでしょうか。

寿命が今日、遺伝（子）と環境によるものであることははっきりしてきています。その兼ね合いによって寿命の長短が決まると考えられるのです。生物学的に言えば、親から受け継がれた遺伝子は、誰でも九十〜百歳まで生きることができるとされています。

その遺伝子を長持ちさせられるか？

それとも遺伝子を傷つけて早死してしまうのか？

それによってその人の持つ寿命が決まる、こう考えられるべき、と理解されています。

それでは何によって遺伝子は傷つけられるのでしょうか。

学説的にはエラー説、活性酸素説などなどと枚挙に暇《いとま》はありません。

それらについて本文中でもいろいろ述べてきました。傷つける因子（マイナス情報）としては、現実的に今日では生活習慣病のもろもろの素因が挙げられます。

それは日常生活の中で自分自身が選択している一つひとつの事柄です。まずは食事と栄養。そして運動。さらには生活の〝潤滑油〟的にとらえられている酒・タバコなどの嗜好品。タバコの場合は「百害あって」とも言われていますが、「酒は適度なら」と。しかし、その適度を越せば、〝傷つける因子〟となり得るのです。

人間の生活にはストレスが付き物です。生きている限り、ストレス・ゼロという環境はあり得ないでしょうし、〝気持ちの張り〟などを考えれば、多少の刺激は必要なのです。

ここでも「多少なら」という表現になります。要するに生活上に生じるストレスを溜め込まないために、いかにそれを解消していくかがポイントになります。

健康長寿を願うなら、遺伝子を損なう条件・素因をしっかりと把握し、日常の暮らしを考えていかなければならないでしょう。

医学的な研究も進んでいます。

遺伝子を長持ちさせる因子（プラス情報）としては、ある種のホルモンと、今日では成長ホルモンが知られています。しかし、高額なことで誰でも、というわけにはいかず、さらにはその使用を止めれば、元に戻ってしまう……ということもあって、実際にはあまり用いられているとは言えません。

抗酸化作用（活性酸素の悪さを抑える）のあるビタミンEやC、そしてBなどのいろいろなビタミンの作用、あるいは血管を長持ちさせると言われる抗酸化剤、各種栄養補助剤など……前述の（マイナス情報）を逆にプラスにすべく期待するわけですが、それらの効果は人の場合、量的なこともあって動物実験的には、今日、必ずしも明確ではありません。

臨床的には少しずつ、少しずつ明らかにされてきており、年々の寿命の延びに貢献していることは間違いないところではあるでしょうが。

二〇〇〇年度の日本人の平均寿命は女性八四・六二歳、男性七七・六四歳となり、我が国は今や世界一。男女とも右肩上がりの経過となっています。

面白いことに、それには地域差があります。女性では沖縄が最高の寿命で、男性の寿命の長いのは長野県と言われています。逆に短い県は男女とも青森県で平均すると約三年短いとされています。

温帯から亜寒帯まで三〇〇〇キロメートルにわたって細長い日本列島では、このように寿命でも地域差が見られます。文化人類学という考え方に対して私は、昔から言われる「郷に入っては郷に従え」とは、漢方医学で言うところの身土不二の概念であり、食事を含めた生活習慣は医療人類学に通じる大きな教訓であると考えます。それが抗加齢、長寿を目指す上での生活環境が遺伝子を守る生活につながるものと思考しています。

今度は長寿の先端に目を向けてみましょう。なんと、百歳を超えての長寿者が全国で年々三〇〇〇人くらいずつ増え、二〇〇一年には一万五〇〇〇人に達し、そして二〇〇二年に一万八〇〇〇人に達した、という報道がありました。少し前までは百歳を過ぎてなお健康、というと「へー」と驚いたものです。それが毎年三〇〇〇人くらいずつ増えているのです。

その〝センチネリアン〟百歳長寿者の比率は従来女性が多かったのですが、男性も次第に増えてきていることが注目されるようになりました。

どうしたら百歳を超えて元気に生き生きと生きられるのか。

私たちが目標とする華麗なるスーパー・エルダーです。我々の先輩である健康長寿者について分析・検討し、その日々の暮らしに多方面から検討して取り入れていきたい……それが本書刊行の目的なのです。

健康長寿者の共通点として浮かび上がってくるものは、適度な運動、生活習慣病を予防してくれる食事と栄養です。そしてホルモンの分野は、その臨床的効果は必ずしも明らかではないかもしれませんが、ＤＨＥＡ（デヒドロエピアンドロステロン＝副腎から分泌される男性ホルモンや女性ホルモンの前駆物質）が効果的であることに注目してきています。

また近年、とみに生活習慣病の改善と効果が明らかとなりつつある、各種の抗酸化作用ビタミンの他食物繊維の効用などの工夫を含めて、ＥＰＡ、ＤＨＡなど、ごく身近な魚油産物などの薬効についても、取り入れる価値があると考えています。

現在は幕末の鎖国の夢を破った、ペルーの黒船来航以来の二度目の黒船時代と言われています。それは巨大量の情報化につながる技術革新の時代です。

情報過多の時代が到来しているのです。事実、高齢者をとりまく、いろいろな健康問題についての情報があふれかえっています。それだけに、その取捨選択において健康長寿を目指していくための指針となるヒントが必要なはずです。

何が一番自分にとって必要か。自分の健康について、身近で取り組みやすく、すぐ実行できる日常的なマニュアルを高齢者の一人ひとりにメッセージしたい、というのが私の些少な願いであります。

各論については十分な考証を述べたとは言えませんが、現在得られた情報に基づいて、その対策や方法として日常的に少しでもよい方法につながる取り入れ方や考え方を申し述べました。振り返ってみてご覧のように本書のテーマ「百寿を越えて健康で長寿」を願い、いろいろな課題を申し述べてきました。

しかし現在、高コレステロールが主役とされる高中性脂肪症――動脈硬化症さえも、コレステロールよりも多価不飽和脂肪酸の中のW6／W3（リノール酸とリノレン酸）のバランスが問題だという説も出てきております。いずれに致しましても医学の進歩は少しずつ真理を解き明かしてくれることと信じます。

人は母胎内にその生命が芽生え、二六四日（十月十日《とつきとおか》と言いますが）の羊水内での胎生生活はちょうどエベレスト山腹か山頂で暮らすくらいの低酸素環境下で暮らし（水棲生活）、やがて三〇〇〇グラムの成熟児として月満ちて誕生をきっかけとして陸棲生活（正常な高酸素肺呼吸環境下）に生まれ変わります。

以後、二十歳頃までの成長期、それ以降の老化による加齢と種々の活動、日々の生体時計の加齢のため、生体へのマイナス要件の環境要因を克服しながら健康長寿への途を歩むのです。そこにはその一生を通じて、各項目で申し上げた生体の持つ神経や内分泌（ホルモン）、ビタミン、活性酸素の持つ酸化作用への取り組み（抗酸化作用）、脳や神経系、諸々の代謝への変化をどのように克服してゆくかについて、参考となるように少しでもよい手段をご紹介してきました。また、ポジティブ思考や食事、栄養、運動についても申し上げた通りです。

「健康長寿も、病も寿命」、誰のせいでもない自分自身でつくるという私の考えをご理解頂き、そのごく身近な医学的課題の取り組みは「血管の若さを守る」こと、すなわち動脈硬化の予防と治療の課題であり、そして物忘れ、ど忘れからくる痴呆の問題をよく理解し、その対策をしっかりと覚えてください。この抗加齢、抗痴呆ではホルモン、神経、栄養そして抗酸化物が課題です。運動と休息については常日頃から考えてゆきましょう。皆さん、お一人お一人が、百寿越えの適格者となるように心よりお祈り致します。

……本書は決して病気についての治療の本ではありません。未病（これからやってくる病気）として生活習慣病の予防とそれについての広くて深い日常生活での知識を述べたものです。もし、あなたが生活習慣病の危険因子をお持ちでしたら、それぞれの疾患については皆さんがプライマリケアとして、かかりつけ医にご相談頂きたいと思います。詳しい病気の話についてなら、それぞれの専門の家庭医学書を紐解いて頂ければ幸いです。

繰り返しになりますが、中・高齢者が自分の日々の生活の組み立ての中で、百歳を超えて少しでも長く自立した生活を営む、という目標に向かって、日々何が大切かを振り返り、少しでも役立つような考え方を申し上げまして、ご参考になればと筆を執った次第です。

「多病息災」です。高齢者になると、ひょっとして「おや、高血圧ですね。動脈硬化、糖尿病で、コレステロールが高いですよ」と言われたり、また視力が落ちると目は白内障になり、手術が必要となるでしょう。はてさて、骨粗鬆症に神経痛や膝関節症など、いろいろの病名をかかりつけ医からそれぞれにご託宣されるものです。でも、いちいち落ち込まないで、それぞれの病気を理解して、今持っている病気と仲良く、病気とすみわけて（共棲して）、少しでもなだめながら暮らしましょう。

それが「多病息災」です。「日に新たに、日々新たに、日に新た」です。ポジティブ思考で養生を守り、それなりに、まあまあで暮らすことです。

青春よ　元気と愛と　優美さと
魅力にあふれている青春よ!!
だが君は　知っているか
やがて老年が君のあとから
君達に劣らぬ優美さと
力強さと　智恵と　魅力を備えてやってくることを!!

ウォルト・ホイットマン『草の葉』(杉木喬、鍋島能弘、酒本雅之訳　岩波文庫)より。

本誌の発行には敬愛する品川信良先生、文芸社の坂場、有吉、見目諸氏の熱誠溢れるご指導、ご後援に感謝致します。

裏表紙の四季の風景写真は、人生の出生から幼・少・青・壮・老年の変遷を物語ったものです。貴重なお写真をご提供いただいた梨木氏、鴫田氏、浦崎氏、山本氏の四医博(北海道医師会会員)の方々のご厚意に深く感謝致します。

本書を昭和五十九年盛夏に九十三歳で逝った当時、なお治療法の確立のなかった糖尿病の持病を持ちながら、信仰と摂生と食事と運動の日常生活で天寿を全うした実母に捧げます。

平成十五年秋、北辰冴える夜半に

医学博士　林　義夫

《参考文献》

〈単行本〉
河野和彦：若く見える人　老けて見える人「加速する老化“早期老化症候群”を防ぐ」1999.6.1　法研
栗原毅：『血液サラサラ』のすべてがわかる本　ドロドロ血液最新攻略法！2002.6.10　小学館
朝長正徳：脳の老化とぼけ　1988.9.2　紀伊国屋書店
渡辺昌祐：うつ病は治る　1986.3.10　保健同人社
井上勝六：生活習慣病と食養　2002.3.29　現代出版プランニング
Ｊ．ボトウィニック：老いの科学（村山冴子ほか訳）1987.6.15　ミネルヴァ書房
スーザン・ラコー：すばらしい更年期―性とテストステロンの事実―（日本性科学学会監修／野末源一・岡村桂介・林田昇平監訳）1999.10.17　星和書店
本庄英雄：更年期・老年期「外来マニュアル―クィーンズコーナーへの誘い―」1993.12.20　金芳堂
渡辺昌祐：プライマリケアのためのうつ病診療Ｑ＆Ａ　1988.5.31　金原出版
村田忠良：老いの人間学　1986.11.15　中央出版社
河合隼雄：「老いる」とはどういうことか　1997.2.20　講談社＋α文庫
田平武／昨田学：脳を若々しくする　とっておき60の方法（築山節／中川八郎／片山泰明／島津邦男監修）2001.12.10　主婦と生活社
血液をサラサラにする　とっておき60の方法（渡辺　孝総監修）2001.12.10　主婦と生活社
前沢政次／津田司：日常外来診療ハンドブック　診断・治療から患者指導まで　2002.5.25　メディカルトリビューン
畠中寛／池上司郎／有松靖温：ブレインサイエンス・シリーズ「脳の老化―ニューロンの生と死を考える」　1988.12.1　共立出版
和田秀樹：間違いだらけの老人医療と介護　2001.8.20　講談社
西丸震哉：体内崩壊　2000.3.15　法研
高田明和：脳が若返る　脳内至福物質の秘密 2001.11.20　日本教文社
田上幹樹：生活習慣病を防ぐ７つの秘訣　2001.9.20　ちくま新書

野村進：脳を知りたい！　2001.3.15　新潮社
船井幸雄：「自然の摂理」に従おう　見えてきた近未来とその生き方　1996.12.5
風雲舎
左右田鑑穂：100歳シニアのイキイキ人生　都会か、田舎か、海外か　2001.11.28
日経ＢＰ出版センター
Ｋ.Ｊ.ローズ：からだの時間学（青木清監訳）1989.6.28　ＨＢＪ出版局
川合多喜夫：健康の時代　1986.11.20　毎日新聞社
新井康充：ブレインサイエンス・シリーズ16　脳の性差「男と女の心を探る」
（大村　裕、中川八郎編集）1999.3.1　共立出版
M.H.スルタノフ：長寿の秘訣　あなたも１００歳まで生きられる（山本直人訳）
1978.9　ベースボールマガジン社
ジーン・アクターバーグ：自己治癒力　イメージのサイエンス（井上哲彰訳）
1991.7.25　日本教文社
藍香一郎編：家訓　日本人１３００年・家族の智恵　2001.6.30　小さな出版社
糸井重里／池谷裕二：海馬　脳は疲れない　2002.6.20　朝日出版社
内薗耕二（代表）：長寿傑出人と語る　研究者のみた傑出人の心と体　1994.8.30
メヂカルフレンド社
レネ・カリエ／レオナルド・グロス：若返りの戦略　35歳からのフィットネス
（荻島秀男訳）1989.4.5　医歯薬出版
ジョン・Ｒ・リー：続・医者も知らないホルモン・バランス（今村光一訳）
2000.2.25　中央アート出版社
鬼頭宏：日本の歴史第19巻　文明としての江戸システム　2002.6.10　講談社
中山栄基：自分の体は自分で治せる　2002.8.26　風雲舎
辻一郎：健康寿命　1998.6.10　麦秋社
安保徹：未来免疫学　あなたは「顆粒球人間」か「リンパ球人間」か　1997.5.1
インターメディカル
Ｐ．セルビー：ガイドブック　上手に老いるには（矢野目雅子訳）2002.9.26
岩波書店
小山嵩夫：ホルモン補充療法はこんなに効く　1993.11.29　主婦と生活社
牧野昇：逆説・日本のこれから100年「地球の危機」の正しい読み方　1996.9.5
ＰＨＰ研究所
渡辺京二：逝きし世の面影　日本近代素描Ｉ　1998.9.20　葦書房
島村菜津：スローフードな人生！―イタリアの食卓から始まる　2000.7.15　新潮社

大森一慧：からだの自然治癒力をひきだす食事と手当て　2000.11.10
ソレイユ出版
柳澤忠：健康デザイン―健康をサポートする環境づくり　2000.8.1　医歯薬出版
トム・カークウッド：生命の持ち時間は決まっているのか「使い捨ての体」老化理論が開く希望の地平（小沢元彦訳）2002.7.1　三交社
ダグラス・H・パウエル：〈老い〉をめぐる9つの誤解（久保犠明・楢崎靖人訳）
2001.11.10　青土社
ヨハン・ビヨルクステン／菅原 勉／中村重信／二階堂修：長寿の科学―過去・現在・未来―　1989.6.20　共立出版
鳥越皓之：講座　環境社会学第3巻自然環境と環境文化　2001.5.30　有斐閣
高橋三郎／大野裕／染矢俊幸訳：ＤＳＭ-Ⅳ精神疾患の分類と診断の手引き
1995.3.15　医学書院
稲垣元博：角川oneテーマ21　A-22　１００歳までの上手な生き方　2002.9.10
角川書店
廣畑富雄：食事しだいでがんは防げる　がん予防食事法の最新情報　1998.11.20
女子栄養大学出版部
島田彰夫：無意識の不健康　2000.3.31　農村漁村文化協会
松村紀高：現代人のメンタルヘルス　野ら犬のごとく生き、獅子のごとく育て
1984.4.20　産業能率大学出版部
Ｄ・キャラハン：老いの医療―延命主義医療に代わるもの―（山崎淳訳）
1990.10.31　信毎書籍印刷
町好雄：「気」を科学する パートⅡ「気」は脳の科学　1996.7.10
東京電機大学出版局
板倉弘重：体内年齢を若くする小さな習慣　2002.1.25　青春出版社
高田明和：病気にならない血液と脳をつくる　人のからだは心が喜んだ分だけ元気になる　2001.11.20　日本教文社
ロバート・ゴールドマン／リサ・バーガー：脳が老化する人、しない人（藤野邦夫訳）2001.7.1　廣済堂出版
ディーン・ハイマー／ピーター・コープランド：遺伝子があなたをそうさせる　喫煙からダイエットまで（吉田利子訳）2002.8.15　草思社
飯塚律子：クスリになる食べもの・食べ方　2000.9.20講談社
永山久夫：１００歳食入門　2000.5.1　家の光協会
幕内秀夫：粗食のすすめ　春のレシピ　2000.3.9　東洋経済新報社

林義夫：胎教ルネッサンス　2002.7.15　中西出版
本間日臣／古谷博／丸井英二編：健康科学　1986.5.1　医学書院
日本老年精神医学会監修：アルツハイマー型痴呆の診断・治療マニュアル（鹿島晴雄編）2001.9.20　ワールドプランニング
水島繁美／土肥信之編：精神心理的アプローチによるリハビリテーション医学 1992.10.20　医歯薬出版
伊藤順康：心がみえてくる図解心理学　2000.8.15　講談社
レイン・ティディクサー：高齢者の転倒―病院や施設での予防と看護・介護（林泰史訳）2001.12.7　メディカ出版
アルフレッド・ディーン：うつ病とは何か　集学的パースペクティヴ（竹内龍雄ほか訳）1992.1.20　中央洋書出版部
アルミダ・F・フェリィニ／レベッカ・L・フェリィニ：高齢期の健康科学（今本喜久子・新穂千賀子監訳）2001.3.30　メディカ出版
塚本珪一：自然活動学（改訂版）1992.2.24　森林書房
藤井建（中国名・蔡一藩）：医食同源〈中国三千年の健康秘法〉1972.12.10 東京スポーツ新聞社
手塚和彰：高齢社会への途―日欧社会保障共同シンポジウム―　1998.2.25 信山社出版
駒野陽子／ビヤネール多美子／俵萌子：更年期を生きる　第三ステージの開幕 1985.12.10　学陽書房
川端一永／鮫島浩二／小野村健太郎編：医療従事者のためのアロマセラピーハンドブック　1999.10.20　メディカ出版
武森重樹：〈未来の生物科学シリーズ〉39ステロイドホルモン　1998.1.5　共立出版
日野原重明：人生百年　私の工夫　2002.7.5　幻冬舎
鈴木荘一／安田勇治／柴山豊編：やさしいホームドクター講座　老年期 健やかに老いるために　1984.3.20　グロビュー社
アン・マンクォイッツ：更年期と個性化―夢分析を通して（三木アヤ監修／渥美桂子訳）1986.12.20　創元社
日本子孫基金：食べるな、危険！　2002.10.8　講談社
ピーター・G・ピーターソン：老いてゆく未来　少子高齢化は世界をこう変える（山口峻宏訳）2001.9.28　ダイヤモンド社
谷口正和：五〇歳からの自己投資　2003.1.30　東洋経済新報社
環境庁編：環境白書（平成12年版）2000.6.5　ぎょうせい

生活実用シリーズＮＨＫためしてガッテン健康読本～体の痛みと悩み・血液大研究～血液健康《サラサラ》度アップ作戦　2001.1.25　ＮＨＫ出版
大柳善彦／井上正康：活性酸素と老化制御—多細胞社会の崩壊と長寿へのシナリオ　2001.3.10　共立出版
貝原益軒：養生訓（伊藤友信訳）講談社学術文庫
長野茂：日常ながら運動のすすめ　2001.6.20　講談社
アンドルー・ワイル：ワイル博士のナチュラル・メディスン（上野圭一訳）　1990.1　春秋社
バーナード・ラウン：治せる医師・治せない医師（小泉直子訳）1998.4.20　築地書館
新福尚武：中年のこころの健康　1982.9.10　婦人之友社
沖縄オバァ研究会編：続・沖縄オバァ烈伝　オバァの喝！　2001.3.1　双葉社
昇幹夫：笑顔がクスリ　笑いが心と体を強くする　2000.3.20　保健同人社
中沢正夫：ストレス「善玉」論　1987.11.12　情報センター出版局
ジョン・Ｊ・メディナ：美しく年をとる智恵　老化のメカニズムを探る（浜本哲郎訳）1997.7.15　シュプリンガー・フェアラーク東京
ロバート・Ｅ・リックレフズ／キャレブ・Ｅ・フィンチ：老化—加齢メカニズムの生物学（長野敬／平田肇訳）1996.6.25　日経サイエンス社
熊谷朗：ＥＰＡの医学—疫学・栄養学から臨床応用まで　1994.2.25　中山書店
レイ・サヒリアン：メラトニンの「超」驚異——老化・ガン・不眠症の特効薬と期待される（三宅貴仁訳）　1996.6.28　実業之日本社
真木正博：生から死まで　樹木のように　2001.6.15　秋田協同印刷
川越智子：誰が老人を救うのか　高齢者施設内虐待の現実　2003.7.7　全日出版

〈雑誌・新聞・論文〉
上田慶二／大塚俊男／平井俊策／本間昭：老年期痴呆診察マニュアル（長谷川和夫監修）1995.10.25　日本医師会雑誌臨時増刊Vol.114　No.10
原田憲一：症状別不安・憂うつ・眠れない（森岡恭彦監修）４０歳からの最新健康情報②　1988.10.8　読売新聞社
伝統医学情報「予防と養生」Vol.1　2002.1.20　鳳鳴堂書店
伝統医学情報　「予防と養生」Vol.2　日本の伝統医学　2003.3.25　鳳鳴堂書店
オルタナティブ医療の世紀へ　2003.1.15　ニューズウィーク
アルツハイマー型痴呆の臨床における論点　第49巻915号　2002.10.1　クリニシアン

今西二郎編：別冊・医学のあゆみ　未病の医学　2001.9.20　医歯薬出版
暮しと健康2003年1月号　ストレスから心を解き放つ　2003.1.1　保健同人社
望星2000年2月号　人生、何を捨てられますか？　2000.2.1　東海大学出版会
総合臨床雑誌　治療Vol.78　No.6　運動療法のすすめ—来るべき診療報酬化時代へむけて—1996.6.1　南山堂
日経ヘルス10月号No57　ヨーグルトと納豆　2002.10.1　日経ＢＰ社
［人間力］パワーアップマガジン　エフエース11月号Vol.13　スローフードは日本の食を救えるか　2002.11.1　船井メディア
五十嵐正雄：更年期障害をどうとらえるか　1985.3　臨婦産39（３）
毎日ライフ2000年1月号（岩石隆光編集）老年期痴呆の介護　ぼけとのお付き合い　毎日新聞社
毎日ライフ2000年4月号　老年期の「うつ」を乗り切る 毎日新聞社
毎日ライフ2002年5月号（岩石隆光編集）「虚血性心疾患の予防」毎日新聞社
シンポジウム医療最前線「女の一生、女の養生」読売新聞朝刊16面～17面　2003.2.13
望星2002年9月号　ぐうたらの勧め（名本光男）2002.9.1　東海大学出版
望星2003年2月号　日本昔話が伝える「スロー・ライフ」の思想　2003.2.1　東海大学出版
産経新聞「未来史閲覧」取材班：未来史閲覧　1996.9.30　産経新聞社
中谷文則編集：ほんとうの時代　2003.2月号　定年後のための「趣味探し」（江口克彦発行）2003.2.1　ＰＨＰ研究所
ＲＥＣ特別増刊３７号　高齢者と自然を感じる遊び集　2001.10.20　(財) 日本レクリエーション
動脈硬化予防　Vol.1 No.3　虚血性疾患の疫学と予防　2003.1.30　メジカルビュー社
日本医師会雑誌　特別号　VOL125　６／15　生涯教育シリーズ56　脳血管障害の臨床　2001.6.15　日本医師会
日本医師会雑誌　特別号　VOL127　６／15　生涯教育シリーズ59　内分泌疾患診療マニュアル　2002.6.15　日本医師会

著者略歴

林　義夫（はやし　よしお）医学博士
医療法人心友会理事長、林産婦人科院長、老健施設愛里苑理事長。

1928年（昭和3年）千葉県生まれ。

1952年、北大医学部卒業後、旧制大学院課程進学。北大医学部産婦人科講座で、主として内分泌学、胎児生理（ホルモン）、腫瘍とホルモン（性腺刺激ホルモンと発癌）、思春期貧血と保健、妊娠保健と貧血・栄養（脂質代謝とＶＥ）、当時としては全く未踏にして斬新なプロスタグランディンの研究の端緒を開拓（医博　1957年）文部教官助手、講師歴任。

1970年（昭和45年）、母児同室哺育をモットーに実地医家（医院開設）として、再出発。道内初の温水プール（自営付設プール）による妊婦水泳、エアロビクスなどによる運動の推進、胎教コンサートなどの今日もなお産科臨床に息づいている端緒的マニュアルを開拓。著書に『安産大作戦』（主婦の友社刊　1984年）、『胎教ルネッサンス』（中西出版　2002年）がある。

1989年（平成元年）以来、高齢者への種々の取り組みを行ない、老健施設を開設。また加齢防止についてのさまざまな取り組みと健康講座を14年にわたり繰り返し、現在シルバーコンサートを含めて健康講座受講者はすでに２万7000人を超えている。

併せて知的障害者授産施設（10～15人）にも注力して10余年となる。

中・高齢者への健康長寿のパラダイム構築へ向け、今なお夢多き実践的熟年医師である。

百寿越えへの招待状

若々しく美しく老いる　スーパー・エルダー・ライフ

2003年10月15日　初版第1刷発行

著　者　林 義夫
発行者　瓜谷 綱延
発行所　株式会社文芸社
〒160-0022　東京都新宿区新宿1－10－1
電話　03-5369-3060（編集）
03-5369-2299（販売）

印刷所　東洋経済印刷株式会社

ISBN4-8355-6463-4 C0047